メイクアップバスト協会
公式テキスト

メイクアップバスト協会理事長
田家麻生

はじめに

メイクアップバスト協会理事長　田家麻生

人のケガを治すことを「手当て」というように、手には、それを当てるだけでその人の痛みや苦しみを取る力が宿っていると信じられてきました。

手は感覚がとても敏感で繊細で、多様な能力を秘めています。私の経験ですが、手業が熟練してくると、ケアを通してお客様のココロの声や本音に気づいたり、わかるようになってきます。それは、ココロとカラダは繋がっているからだと私は信じています。

手業だけではなく、言葉や声かけも重要です。脳やココロに働きかけるように、安心感を促すような言葉や声かけを意識しながら、手の技と同時に働きかけるのが、心身を緩めるにはとても大事なプロセスなのです。

そして、バストの状況もカラダの状況も人によって違うからこそ、バストの悩みは十人十色。悩みや状況に合ったケアを取り入れることが、改善するためにとても大切なのです。

とはいえ、自分のバストはもう変わらない。今まで色々試してみたけど変わらなかったのだから。

と諦めてる人がたくさんいると思います。

私自身もバストにコンプレックスがあり悩んできたからこそ、本当にたくさんのケア方法を試しましたが
上手くいかず、どうしたら改善していけるのかをずっと研究してきました。
バストアップは無理だから、と周りから言われる度に悲しい気持ちになったけど、「それでも変わりたい気持ちを諦めたくない」、「この現状から打破しバストに自信がもてるようになりたい」そんな思いを実現できるよう、ケアの努力を報わせられるようケア後は小さな変化を見つけて喜びに変える！と決めて挑み続けました。
研究し続けた結果、変化があった方法やプロセスを私と同じように悩んでいる方や悲しい思いをしてきた方々に伝えたい！

諦めなければ年齢関係なくバストは変化できる！という思いで本書の作成に至りました。
今までどんな方法でも改善しなかった、バストのコンプレックスや悩みを改善したい！という方に、ぜひ手に取っていただけると嬉しいです。
バストのことはすべて私に任せてください。

メイクアップバスト協会

メイクアップバスト協会は、正しいバストケアの普及と発展、技術向上を目的として2024年に設立されました。バストケア専門家の養成、資格認定、業界団体との連携等の事業を展開する団体です。バスト施術の水準を高め、確かな信頼を証明するために認定システムを設けています。理事長である田家麻生の基本技術や最新技術など、バストに関する技術や知識を習得するセミナーを開催しています。

CONTENTS

Chapter 3
ココロとカラダは繋がっている

Chapter 4
バストケアの基本

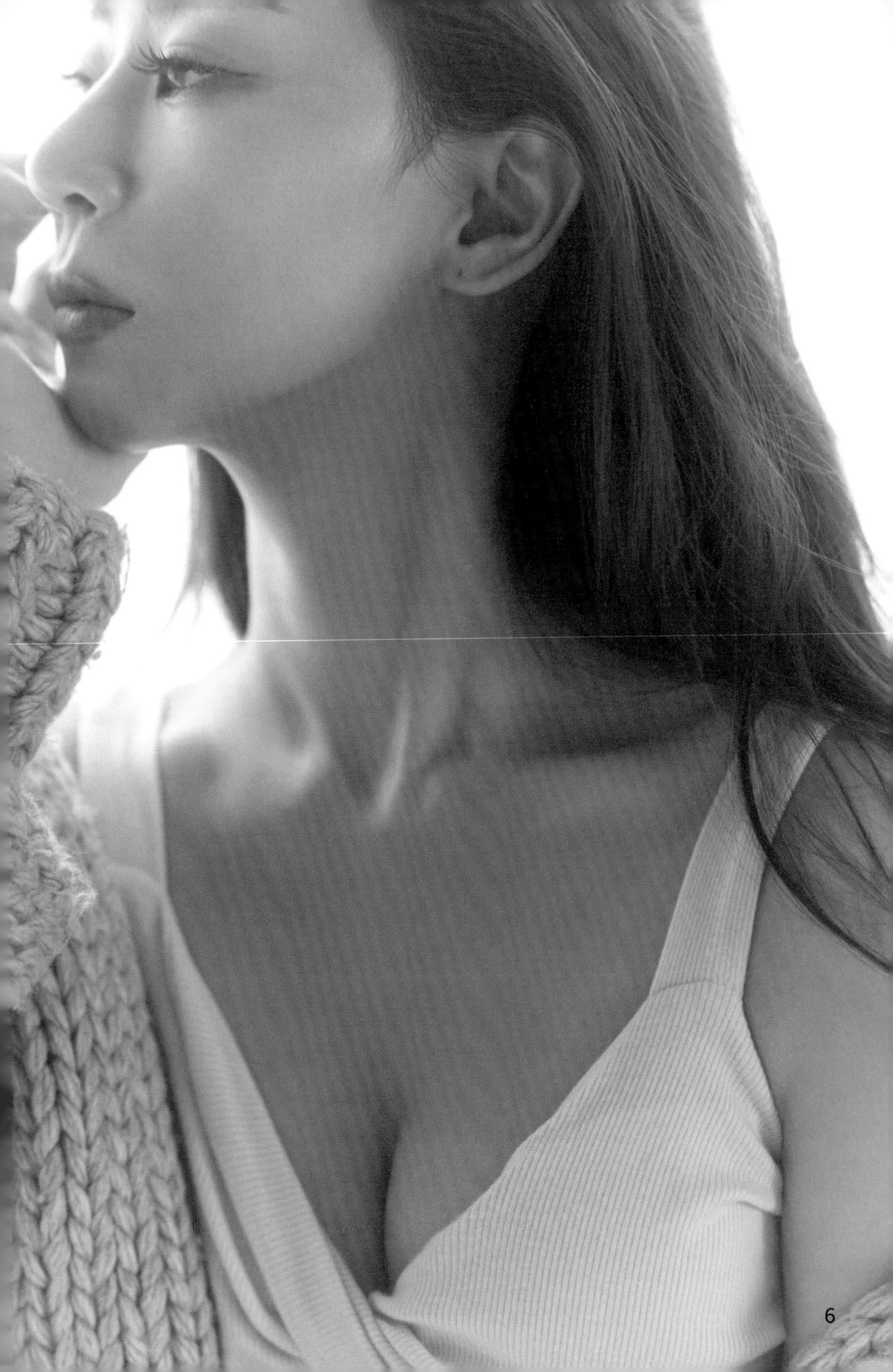

Chapter 1

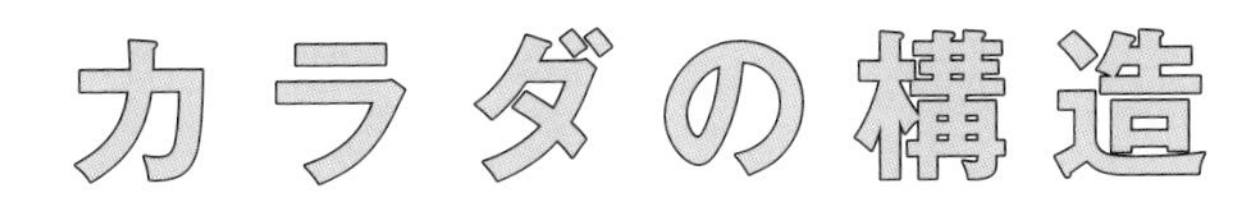

バストのケアをするには、
カラダの基礎知識を知ることが必要不可欠。
骨格や筋肉について学んでいきましょう。

バストの構造を知る

バストは大胸筋という筋肉の上にあり、乳腺と乳腺を囲む脂肪組織、筋膜、それらを網の目のように結びつけるクーパー靭帯から成り立っています。**バスト内部の9割は脂肪で残りの1割が乳腺**です（割合は個人差があります）。

乳腺とは母乳を作る組織で、それぞれの乳腺は小葉（乳汁を作る組織）と乳管（乳汁を乳頭まで運ぶ管）から成り立っています。**バストに触れてコリコリと感じるのが乳腺で、ふわふわと感じるのは脂肪**です。

思春期になるとエストロゲン、プロゲステロンなど女性ホルモンの分泌が活発になります。エストロゲンは乳管の発育を促し乳房を発達させる役割があり、プロゲステロンは乳腺を発達させ、バストにハリや弾力をもたらす作用があります。

出産や授乳、加齢の影響でクーパー靭帯が緩んでくると、バスト全体の位置が下がってきます。

バストの構造

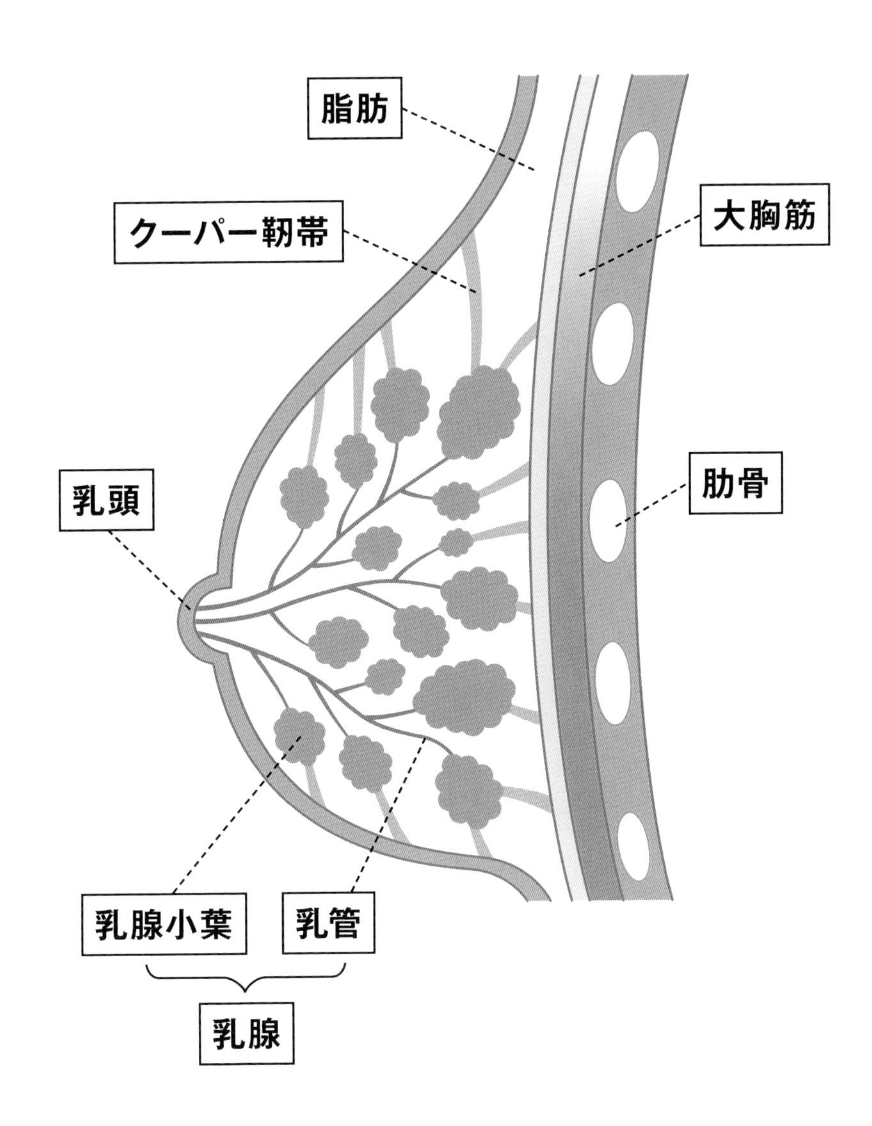

バスト周辺の筋肉

バストの脂肪の奥に**大胸筋**、**小胸筋**という筋肉があります。**大胸筋はバスト全体（乳腺、脂肪組織、クーパー靭帯）を支える働き**があり、上半身の中でも比較的大きな筋肉の一つです。大胸筋は上部、中部、下部の３つのパートに分かれ、上部はものを押し上げる、中部は腕を前に寄せる、下部はものを上からおさえつける働きがあります。

大胸筋は胸の土台にあたる部分に位置するので、**鍛えることで胸がしっかりと持ち上げられて垂れ下がった胸が引き上がります**。一方で、筋力が衰えるとバストが下垂したり、形が崩れたりします。

小胸筋は大胸筋よりもカラダの深層にあります。**小胸筋は肩甲骨を引き下げたり、肋骨を引き上げたりするときに働きます**。小胸筋は肩甲骨に付着し、姿勢との関係が強い筋肉となります。

筋肉の位置

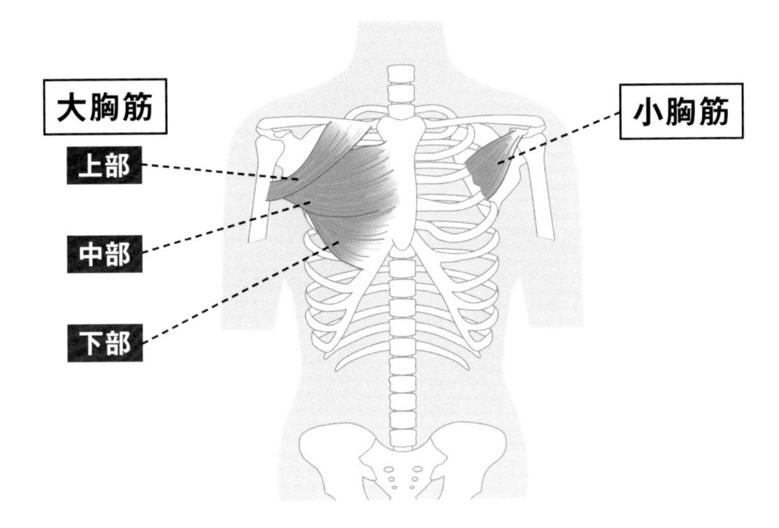

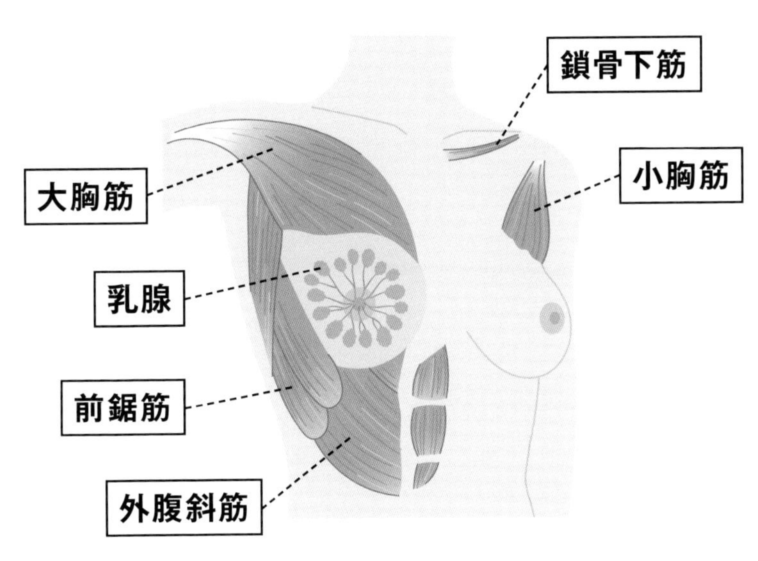

バスト周辺の骨格

バストを形成している骨格全体を胸郭といいます。胸郭は心臓や肺などの内臓を保護するカゴのような役割を果たし、12個の胸椎、12対の肋骨、1個の胸骨によって成り立っています。

この胸郭を膨らますことで私たちは息を吸い、胸郭をへこますことで息を吐いています。

肋骨の開きや肋骨間の筋肉の緊張はバストのシルエットや硬さに関係します。特に運動不足、姿勢の乱れ（脚を組むクセがあるなど）によって**肋骨が開いているとアンダーバストが太くなります**。

「バストケアと骨に関係があるの？」と思うかもしれませんが、肋骨の機能を整えること（後述する呼吸を適正化すること）でその上にあるバスト位置を矯正できたり、ふっくら感の回復に影響したりします。

バストを形成している骨格

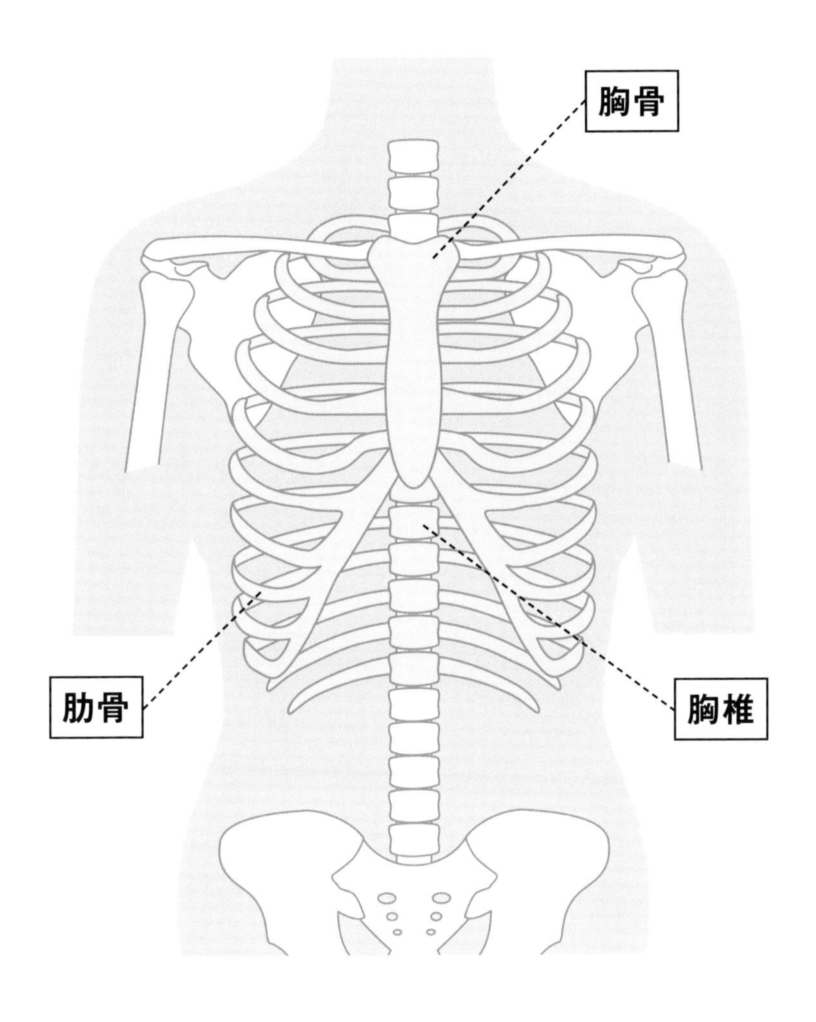

筋肉の硬直とバストの関係

バストを豊かにしたい、バストアップしたいと思って筋トレを習慣にしている人もいるでしょう。筋トレは決して悪いことではありません。でも筋肉を鍛える前にバストのためにしてほしいことがあります。それは**バストまわりの筋肉のコンディションを整える**こと。

特に、肩まわりや胸郭が硬い中で筋トレを頑張っても、狭い可動域でのトレーニングになってしまい、狙った効果が得られない可能性があります。

私たちは生まれてから毎日、四肢を動かして生活しています。加えて、現代社会ではデスクワークやスマホを見るといった姿勢によって、自覚がなくてもバスト周辺の筋肉には筋の緊張が見られます。特に、**小胸筋といった筋肉は非常に緊張している方が多いので、ストレッチやコンディショニンググッズなどで筋肉を伸ばす、筋肉のコリをほぐして、関節の可動域を広げるとバストが整いやすい**です。

大胸筋や小胸筋以外に、**脇の下にある前鋸筋も重要**です。**腕や肩などの負担で前鋸筋が緊張しすぎると、カラダの側面にバストが逃げることに繋がります。**

また、**肩甲骨が左右に開くとカラダの幅も広がり、背中が丸まった姿勢になるので、谷間を作ることが難しくなります。**

筋肉と脂肪は互いに独立した組織です。健康的な体形と機能を維持するために適度な脂肪と筋量を維持できるようにしましょう。

筋肉も意識しながらほぐしましょう。バストには上半身すべての筋肉が大切です。

サイズの合わないブラジャーを着用すると、バストを支えることができず、形の崩れやボリュームダウンに繋がるため、**バストをホールドし支えられるランジェリーを着用することが大切**です。

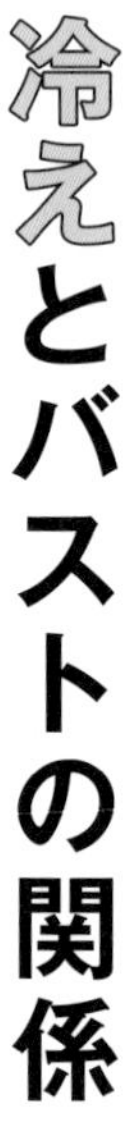

冷えとバストの関係

筋肉は熱を作りますが、**脂肪は熱を作ることができず、温まりやすいけれど、冷えやすいという性質**を持っています。**バストの9割は脂肪なので、カラダの中でも冷えやすい場所**なのです。でも「自分は冷え性だ」と感じている人でさえ、「バストが冷えている」と実感している人はほぼいないでしょう。つまりバストは冷えやすいのに、冷えを感じにくい場所なのです。

冷えている＝血流が悪い＝必要な栄養素を十分に届けにくい場所なので、ハリやボリュームを失いがち。**運動やストレッチ・ケアでバスト周りの筋肉をほぐして、血流をよくするとよい**でしょう。

また、**カラダが冷えると内臓の動きが悪くなります**。内臓型冷え性の原因として最も考えられるのが「胃腸の弱化」です。腸とは免疫の最前線であるだけでなく、栄養素の吸収は腸から行われるので、美と健康を考えた際は非常に重要な器官です。**内臓の冷え対策としては温かいものを飲む、お腹などをなでる、湯たんぽなどで温める**などの方法がおすすめです。

猫背や姿勢の悪さも血行不良に繋がるので、バストに栄養が届きにくくなります。温かいシャワーの刺激で背中の緊張を緩める、肩甲骨のストレッチ、深呼吸をするなど内側へアプローチするのもいいでしょう。

バストをケアする↓血行がよくなる↓筋肉の緊張が和らぐ↓副交感神経が優位になる↓良質な睡眠に繋がる↓バストに栄養が巡りやすくなる

バストケアは、カラダの健康を保つためのいいサイクル作りにも繋がります。

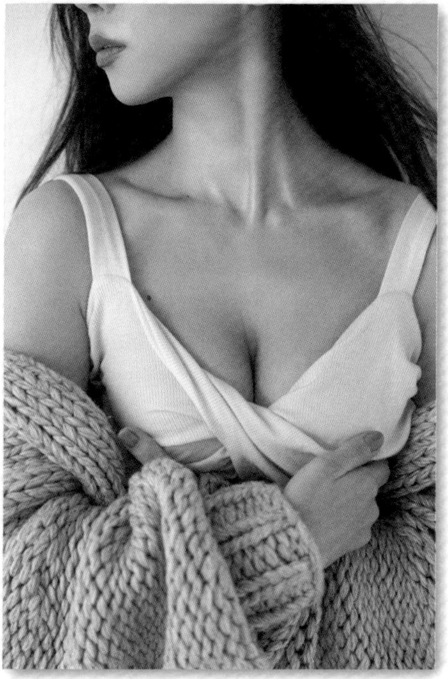

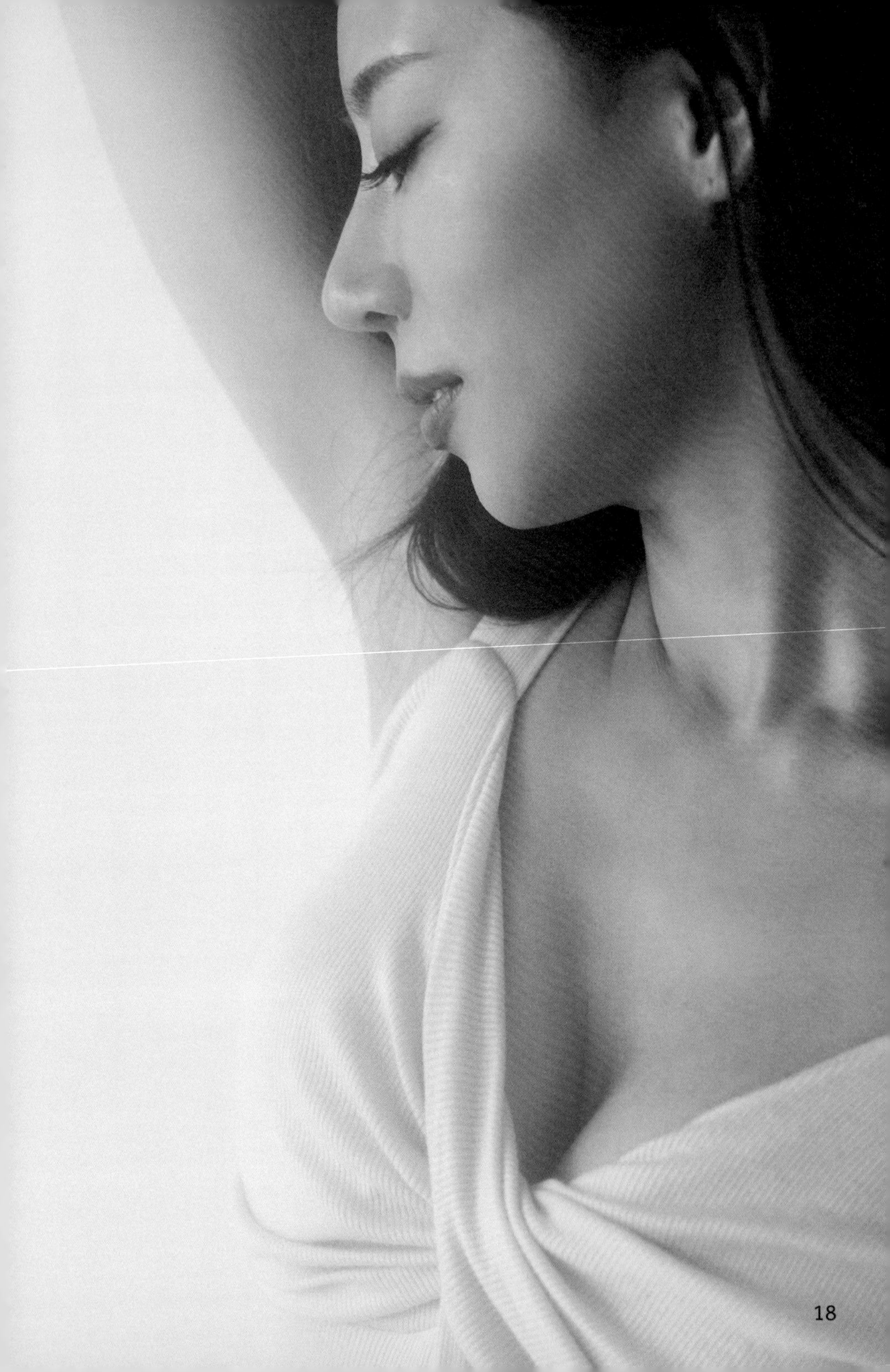

Chapter 2

バストの一般常識について

バストに必要な栄養や保湿の重要性、
ストレスやリンパなどとの関係について
理解を深めましょう。

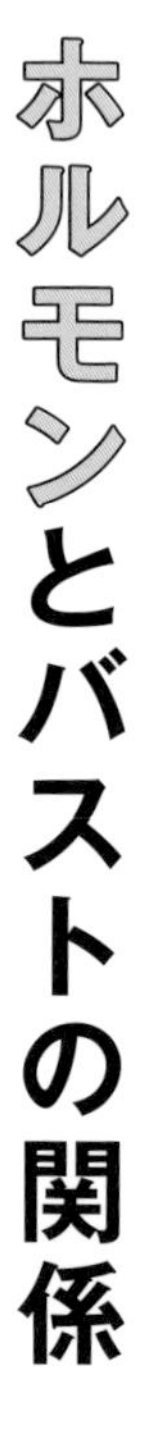

カラダの中のさまざまな機能をコントロールする物質がホルモンで、その種類は１００以上もあると言われています。このうち、とくに**バストの美しさと関係が深いのは卵巣で作られる女性ホルモン**です。女性ホルモンは**エストロゲン（卵胞ホルモン）とプロゲステロン（黄体ホルモン）の2種類**があります。

思春期における**エストロゲンは乳管の発育を促し、乳房を発達させる役割**があります。その他、エストロゲンには肌や髪に潤いをもたらす、骨密度を高くする作用などがあります。

プロゲステロンには乳腺を発達させ、バストにハリや弾力をもたらす作用があります。乳腺が増えると、乳腺を守る脂肪も増えるためバストアップに繋がります。またプロゲステロンは冷え性の改善や妊娠（基礎体温を上げる、妊娠を継続するなど）にとっても大切なホルモンです。

エストロゲンは月経終了後から排卵日まで（卵胞期）に分泌量が多くなり、プロゲステロンは排卵後から次の月経前まで（黄体期）に分泌が盛んになります。

閉経によって、エストロゲンの分泌量が急激に減ることで起こるのが更年期障害です。

エストロゲンとプロゲステロンの2つがバランスよく分泌されることが、バストの美しさをキープするためにはもちろん、女性の健康にとって大切です。

女性ホルモンと並んで、**美容に関わるホルモンとして重視されているのが成長ホルモン**です。成長ホルモンは文字通り、幼少期には骨や筋肉を成長・発達させる役割をしますが、成人以降も体内でエネルギーを作って代謝を促す、細胞の修復をする、再生を助けるなどの働きをしています。

成長ホルモンは「夜の10時から深夜2時に多く分泌される」と言われ、美しくあるためにはこの時間に眠っていることが大事だと考えられてきました。しかし現代社会では、「この時間に熟睡していなければ」と思うことがストレスになってしまう人もいます。夜10時にベッドに入る生活が難しい人も多いでしょう。「何時に眠っていなければダメ」などの情報にしばられすぎず、**自分にとって無理やストレスの少ない生活を送ることがバストの美しさを維持するためには大事**です。日々の生活では「安心して寝られること」「すっきりと気持ちよく起きられること」を心がけ生活習慣を見直しましょう。

ストレスとバストの関係

たとえば「外気温が上がって暑いと感じると汗をかいて体温を下げる、外気温が下がって寒いと血管を縮めて体温を逃がさないようにする」というふうに、私たちにはカラダを守るための**ホメオスタシス（恒常性）**が備わっています。ホメオスタシスが乱されそうになると、**自律神経**、**内分泌（ホルモン分泌）**、**免疫**の3つのシステムが働いてカラダを守ろうとします。

この3つのシステムを乱す一因になるのがストレスです。ストレスによって自律神経のバランスは崩れ、ストレスが過多になるとホルモン分泌が乱れたり、免疫の働きが弱まったりします。

では、ストレスとはいったい何でしょう？**「外部からの刺激などによって、カラダの内部に生じる反応」**（厚生労働省）**がストレス**と一般的には定義されています。その原因になる外的刺激（ストレッサー）は暑さ・寒さなどの物理的なもの、大気汚染や薬などの化学的なもの、睡眠不足などの生理的なもの、職場や家庭の人間関係など心理的・社会的なものがあります。

ストレスを感じると硬くなる、しぼむ、垂れるなどバストの状態にも影響します。「その日に感じたストレスはその日のうちに解消する」ように心がけてください。

ストレス解消法は人によって個人差があり何でもOKですが、おすすめは自然に触れること。**そのときに五感をフル活用**することをおすすめします。たとえば部屋に花を飾るのであれば、視覚でその色や形だけでなく、手で触れ（触覚）、香り（嗅覚）を楽しむというふうに。ストレス解消のための時間を取れるのであればハイキングやキャンプなど、自然の中に身を置くのもよいでしょう。

ただし**ストレス＝悪いもの、とも言い切れません**。たとえば誰でも新しいこと、初めてのことに挑戦するときは「失敗したらどうしよう」と不安を感じます。その不安で「失敗しないようにやらなくては」「頑張らなくてはいけない」と自分を追い込む、負担に感じるようであれば、それは悪いストレスになります。しかし不安を「うまくできるように頑張ろう」という目標や意欲に置き換えることができたら、それは自分を成長させるためのいいストレスにすることができます。

リンパとバストの関係

全身に血管が張り巡らされ、血液が酸素や栄養素を運んでいるように、**体内にはリンパ管が走行し、その中をリンパ液と呼ばれる液体が流れています**。リンパのろ過機のような働きをするのがリンパ節です。

リンパの役割の一つは、全身の細胞の残骸や老廃物を集め、尿や汗としてカラダから排泄すること。リンパ管はそれを運ぶ下水道のようなものをイメージするといいでしょう。リンパ液の流れが滞るとむくみなどの不調が現れます。また、**リンパが詰まっていると食事で摂取した栄養素が循環しにくい状態になります**。リンパ液の循環を改善することで、体内を浄化・免疫機能向上に繋がり、カラダの内側から不調を改善し、痩身効果も期待できます。

血液は心臓のポンプ機能で循環しますが、**リンパ管にはポンプ機能がないため、歩く、ストレッチをするなど、ふだんからこまめにカラダを動かすことが大事**です。

また、筋肉が緊張していると、リンパが流れづらくなります。**筋肉をほぐすことと同時に、リンパを流すことを意識しながらケア**をしていきましょう。

リンパ節とリンパが流れる方向

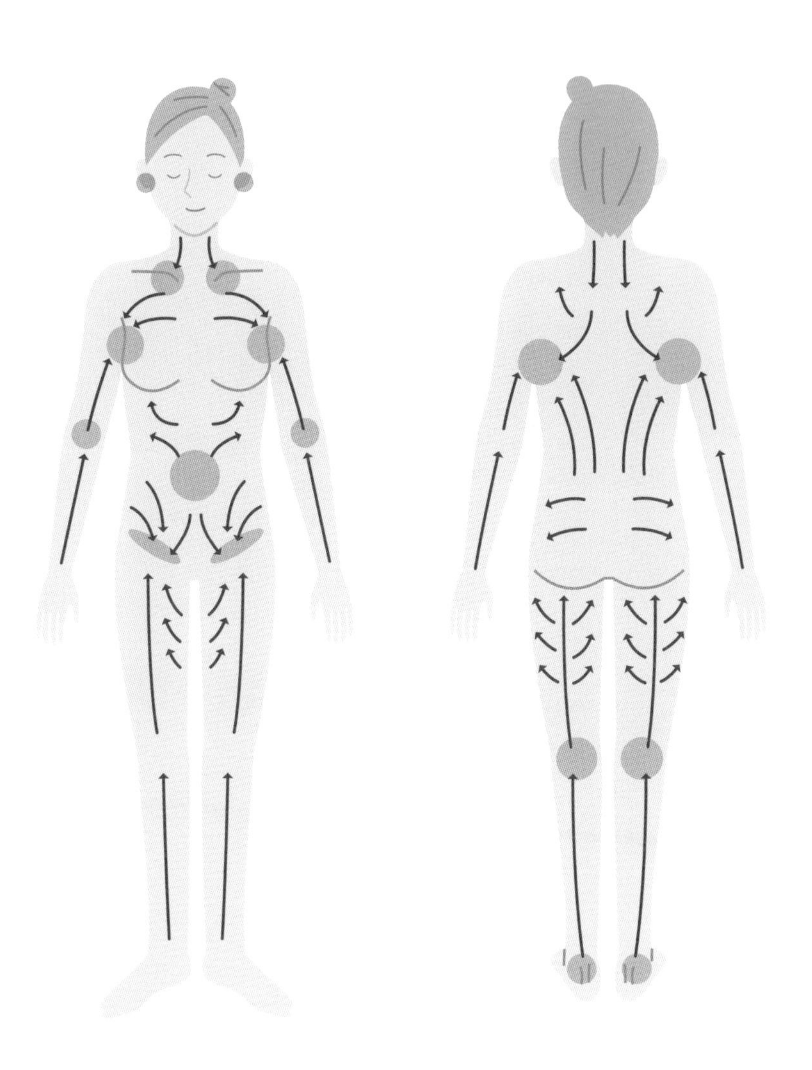

バストの保湿の重要性

あまり知られていませんが、**バストはカラダの中でも乾燥しやすいパーツの一つ。**１日の半分以上、ブラジャーでおおわれていることもあり、気づかないうちに乾燥が進みがちです。**乾燥するとハリやツヤがなくなるだけでなく、バストに妊娠線のような肉割れができてしまう場合も**あります。こうしたトラブルを防ぐため、ふだんからバストの保湿ケアを心がけましょう。

「スキンケアをするときは、顔だけでなく首まで」と考える人も多いと思いますが、**「スキンケアをするなら、首からデコルテ、バストまで」**を習慣に。**理想は脂肪に作用する成分が含まれているバストケア用クリームですが、フェイス用の化粧品を使ってもかまいません。**フェイス用の化粧品を使う場合、油分だけのオイルよりも水分と油分の含まれたクリームやゲルなどがおすすめです。

フェイス用の化粧品をバストに使うのは贅沢だという人は、**ボディクリームを使ってもOK**です。フェイス用では刺激が強いと感じる人は低刺激のものを使いましょう。

バストケアはお風呂上がりに行うのがおすすめ。血流がよくなっているときは、クリームなどの保湿剤の伸びもよく、肌に余計な刺激を与えにくいからです。乾燥が気になる際はオイルを使うなど、肌の状態によって使い分けるのもいいでしょう。また、ボルフィリン、アデフィリンが含まれているケア用品は肌の弾力性をサポートするとされています。

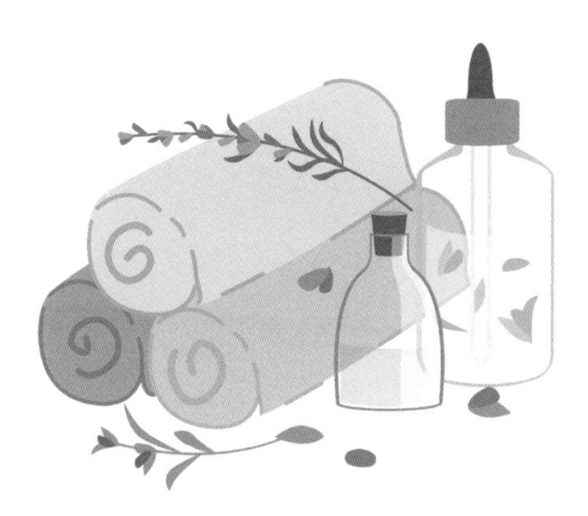

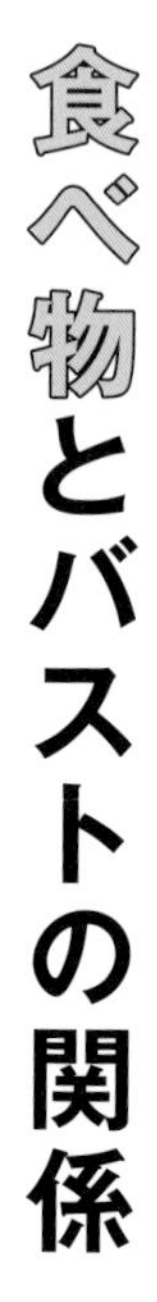

バストにとってよいのは、栄養バランスのとれた食事です。不足している栄養素はサプリメントを利用するのも悪くはありませんが、まずは食事で栄養を摂るように努め、どうしても不足してしまうものをサプリメントで補うようにしましょう。

バストにとって大切な栄養素については30ページの表にまとめましたが、**第一に摂るべき栄養素はたんぱく質**です。たんぱく質は筋肉や臓器などカラダを作る重要な栄養素で、酵素やホルモンを生成しカラダの機能を調節したり免疫に関与したりなど、生きていくために必須の栄養素です。

たんぱく質には動物性と植物性があり、両者をバランスよく摂るのが理想です。特に**植物性に分類される大豆は、そこに含まれる大豆イソフラボンが女性ホルモンのエストロゲンと似た作用があるので、バストの成長にとっても理想的な食材**と言えるでしょう。

乳腺に栄養を届けるための血管は、たんぱく質によって作られています。また、大胸筋の発達も促すので、**メリハリのあるバストを目指すには、筋肉を鍛えながらたんぱく質を摂取して土台を強化**しましょう。**食事だけで取り入れることが難しい場合は、プロテインで補うのもおすすめ**です。プロテインにはビタミンやカルシウム、ミネラルなどが配合されているものもあるので、食生活に偏りがある方にはもってこいです。

また、東洋医学では気・血や臓腑の状態を見て漢方薬の処方などが行われます。**薬食同源（薬とは食事から生まれるものという考え）をもとにした薬膳もカラダの調子を整えてくれる**のでバストが育ちやすい環境づくりにいいでしょう。

カラダを温める性質のある生薬（人参、山椒、陳皮など）もあるので、日々の生活に取り入れることで血流や代謝を活発にし、バストにもよい作用をもたらします。**栄養価が高い旬の食材を食べる**ことも、カラダのバランスを整えることに繋がります。

バストケアのために取り入れたい成分・食品

大豆イソフラボン 納豆、豆乳、味噌、豆腐などの大豆製品	女性ホルモンのエストロゲンと似た働きをしてくれるので、摂取することで乳腺が太くなり、バストケアに繋がりやすいです。
ボロン（ホウ素） キャベツ、りんご、ぶどう、ブロッコリーなど	ミネラルの一種。女性ホルモンであるエストロゲンの分泌量を増やしたり、血液中のエストロゲンの濃度を高めます。
たんぱく質 動物性たんぱく質：肉、魚、卵など 植物性たんぱく質：大豆製品など	骨や筋肉、皮膚、血液などを作るために欠かせない三大栄養素のうちの一つ。様々な食品から摂取できると良い。
アミノ酸 肉や魚、卵、大豆製品	たんぱく質を構成する栄養素。アミノ酸は20種類あるうち、1種でも欠けるとたんぱく質を合成できなくなるので、アミノ酸を意識して摂取しましょう。
ビタミンE カボチャ、アボカド、モロヘイヤ、アーモンドなど	女性ホルモンのプロゲステロンの分泌量を調整したり、ホルモンバランスを整えます。ほかにも血行を促進する、抗酸化作用などもあります。
ビタミンC アセロラ、キウイ、いちご、レモン、ピーマンなど	バストのハリと弾力に役立ちます。また、強力な抗酸化物質で、肌のコラーゲン生成を促進し、シミやくすみを防ぐ効果もあります。
ミネラル類 亜鉛：牡蠣などの貝類や牛肉、チーズなど 鉄：豆類や小松菜、ほうれん草など	亜鉛や鉄などのミネラル類も、バストの細胞の代謝や細胞にエネルギーを供給するという重要な役割を担います。

薬膳で用いる身近な食材

食材	説明
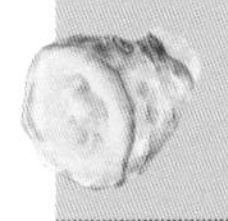 生姜	体を温め、胃の調子も整えてくれます。 手足の冷えにもいいでしょう。
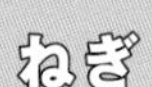 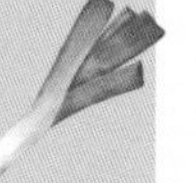	気血の巡りを促進。体が温まります。 風邪の初期症状にもいいでしょう。
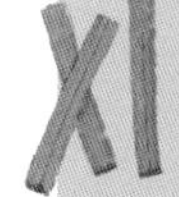 シナモン	冷えで起こる腹痛や下痢、発熱などに おすすめです。 体を温めてくれます。
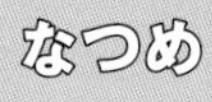 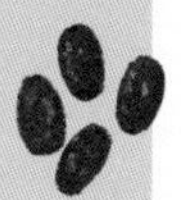	胃腸の働きを調整し、 消化を助けてくれます。
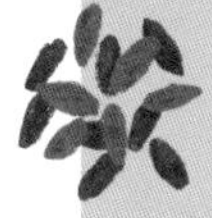 クコの実	肝の働きを助ける作用があり、 目の疲れにもおすすめ。 腎にも働きかけます。
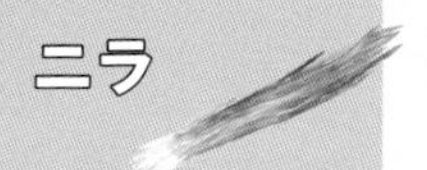	腎に働きかけ、体を温めてくれます。 血の巡りを助けるので、 冷えにもいいでしょう。
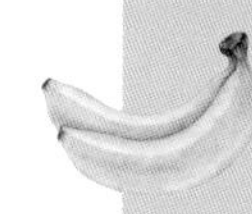 バナナ	体の熱を冷ましてくれます。 便秘にも効果的で、腸内環境を整えます。
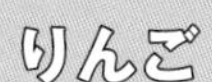 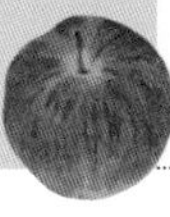	体の熱を冷ましてくれます。 消化を促してくれるので、 お腹の張りを和らげます。

正しい呼吸法とバストの関係

呼吸の方法は息を吸う吸気と息を吐く呼気の大きく2つに分けられます。吸気では、胸郭（肋骨や背骨などで囲まれた部分）が広がりながら酸素を吸い、呼気では胸郭が閉まりながら息を出していくことが通常です。**息を吸う吸気は交感神経に働きかける**のに対して、**息を吐く呼気は副交感神経に働きかけ、心身をリラックスさせる作用がある**と言われています。

胸郭は下にある骨盤の影響を受けやすい骨格です。特に女性では腰が反ってしまう「反り腰」の方が多く見受けられます。そのような方は肋骨が開いてしまっており、息が吐きにくい、つまりリラックスできる副交感神経のスイッチが入りにくい状態であるともいえます。風船をふくらませることが苦手な人も増えてきています。

しっかりと呼吸ができるようにするためには、寝る前などリラックスした状態で、お腹に手を当ててゆっくりと息を吸ったり吐いたりすることを何度か繰り返すとよいでしょう。**呼吸を適正化することでバストの下垂を招く冷えの予防にも**

なります。

リラックスして副交感神経を優位に傾けると、より血流が促進され、栄養が行き届きやすくなるのでバストのメイクアップにも繋がります。正しく呼吸するには姿勢も重要です。**猫背になると胸郭が広がりにくくなります。**

普段生活をしていると浅い呼吸になりがちなので、**意識的に深呼吸をする**ことも、大切です。深呼吸をする際は吐くことを意識。目安としてですが、息を吸うのが3秒程度な場合は、その倍の6秒程度「はぁー」と息を吐く。**吐く時間を長めに意識することが大事**です。吸う、吐くという呼吸を意識してストレッチをすると、よりバストにいいでしょう。

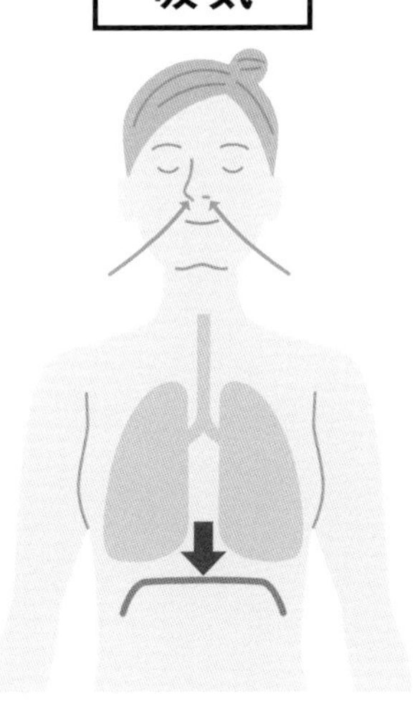

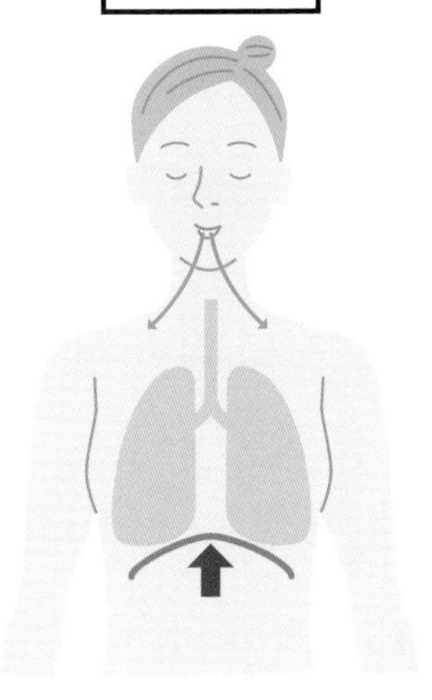

神経伝達物質とバストの関係

脳内や神経細胞から他の細胞への情報伝達のやりとりをするときに働くのが神経伝達物質です。**神経伝達物質は約50種類ある**と言われていますが、よく知られているのが**ドーパミン、ノルアドレナリン、セロトニン（3大神経伝達物質）**です。**ドーパミンは快楽や達成感をもたらす作用**があり、不足すると無関心、性機能低下、運動機能低下などを招きます。**ノルアドレナリンはやる気を出す作用**があり、不足すると無気力や意欲減退に。**セロトニンは幸福感をもたらす**ため、よく幸せホルモンなどと呼ばれ、不足するとメンタルヘルスの不調に繋がります。**セロトニンは女性ホルモンと連動しているので、バストを育てるために分泌は必要不可欠**です。また、**〝愛情ホルモン〟とも言われるオキシトシンは、セロトニンにも作用**します。スキンシップや柔らかい生地に触れることでセロトニンは活性化するので、日常に取り入れてみてください。

また、各神経物質は連動しているので、神経伝達物質それぞれがきちんと機能できていることで女性ホルモンの分泌が促され、年齢に関係なくバストにいいでしょう。

交感神経と副交感神経のバランスを保つこともバストには重要です。活動状態（交感神経が優位）、リラックス状態（副交感神経が優位）のメリハリをつけることで自律神経が整い、カラダが回復しやすくなるのでバストのメイクアップにも繋がります。

3大神経伝達物質

ドーパミン

快楽や**達成感**をもたらす。不足すると無関心、性機能低下、運動機能低下などを招く。

ノルアドレナリン

やる気を出す作用がある。不足すると無気力や意欲減退に。

セロトニン

幸福感をもたらす。不足するとメンタルヘルスの不調に。

五感のオン・オフ

自律神経とは、呼吸や体温、血圧、発汗の調整などの生命維持に必要な機能調整を行ってくれる神経のことで、交感神経と副交感神経があります。

交感神経が優位の状態だと、血圧は上昇し心拍数や呼吸が速くなり、副交感神経は安静時に優位になります。

自律神経のバランスを整えるためには、就寝時間と起床時間を決め、睡眠時間をしっかり確保するような、メリハリのある切り替えが必要です。

交感神経と副交感神経のオン・オフを繰り返すことで、心身のバランスを保ちます。人は視覚、聴覚、嗅覚、触覚、味覚の五感で情報を得ています。**五感からのアプローチも交感神経と副交感神経のオン・オフに繋がる**ので、バストケアにおすすめな五感からのアプローチ方法をご紹介します。

●嗅覚　香り

五感で得た情報は脳に送られ処理されますが、嗅覚はほかの感覚よりも、より記憶や感情と繋がっていると言われています。それは、香りの情報が記憶を司る海馬へとすぐに伝わるからだと考えられています。

香りは上鼻道にある嗅上皮という粘膜で感じ取ります。その情報は自律神経を調整する視床下部・大脳辺縁系に伝わり、**リラックスしたり集中力を高める**など、さまざまな効果があると言われています。

たとえばですが、オン・オフのタイミングに香りを取り入れることで、より切り替えがスムーズになることが期待できます。

●視覚　自然、植物を見て癒やされる

視覚は情報の約80％を受け取る役割を担っているため、五感のなかでもとくに重要な感覚です。現代人はパソコンやスマートフォンなど、長時間に渡って視覚から情報を得ているので、目の周りの毛様体筋が緊張しやすい状況にあります。毛様体筋は自律神経が支配しているので、自律神経のバランスも崩れやすくなります。結果、頭痛や肩こり、吐き気などの不調を引き起こしてしまいます。

目の疲れには、目に優しい色味である緑色が効果的です。**植物を見ることによって、眼精疲労を軽減し、自律神経を整える**ことが期待できます。

●聴覚　音楽を聴く

音での情報は耳から脳へ伝わります。心地よいと思える音楽を聴くと、α波が増加することが知られています。近年の研究では、**音楽は心身をリラックスさせ、自律神経に働きかける**と言われています。テンポやビートが一定、音域の幅が狭い音楽は副交感神経を活性化させてリラックスできると言われています。

また、1/fゆらぎと呼ばれる、人が心地よく感じられる不規則さがあります。典型的なのは音楽。ほとんどの音楽は生体リズムのゆらぎと同じになるよう作られているそうです。

●触覚　スキンシップをする

触覚は、皮膚が物に触れたときに生じる感覚です。唇や指先には触点が多く、敏感です。

「愛情ホルモン」と呼ばれるオキシトシンは人とのスキンシップでも分泌されると言われています。**動物を抱っこしたり、撫でるのも「幸せホルモン」と呼ばれるセロトニンが分泌される**のでオススメです。

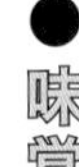

●味覚

舌には味蕾という味を感じる器官があり、その刺激が脳に伝わることで味覚が感じられます。味覚は視覚、嗅覚などの影響も受けやすく左右されます。

カラダにいい物を食べることも大事ですが、**食べることで「おいしい」と感じると、さまざまな脳内物質が放出され副交感神経が優位に働きます**。一方、食にストイックになりすぎてイライラすると、ストレスで自律神経は乱れていきます。

自律神経を乱さないためにも、カラダが自然と欲しいと思える食べ物を食べることは大切です。

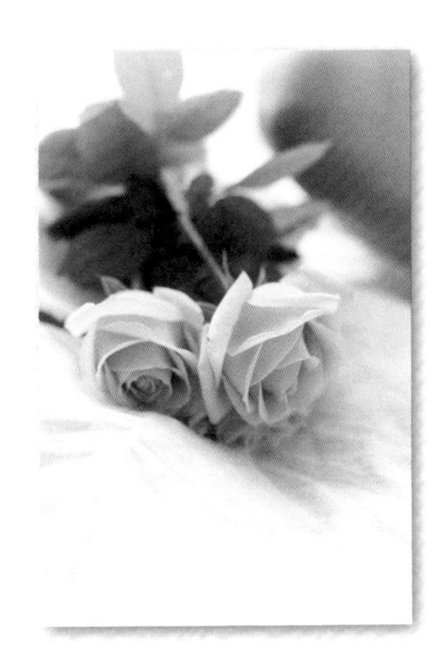

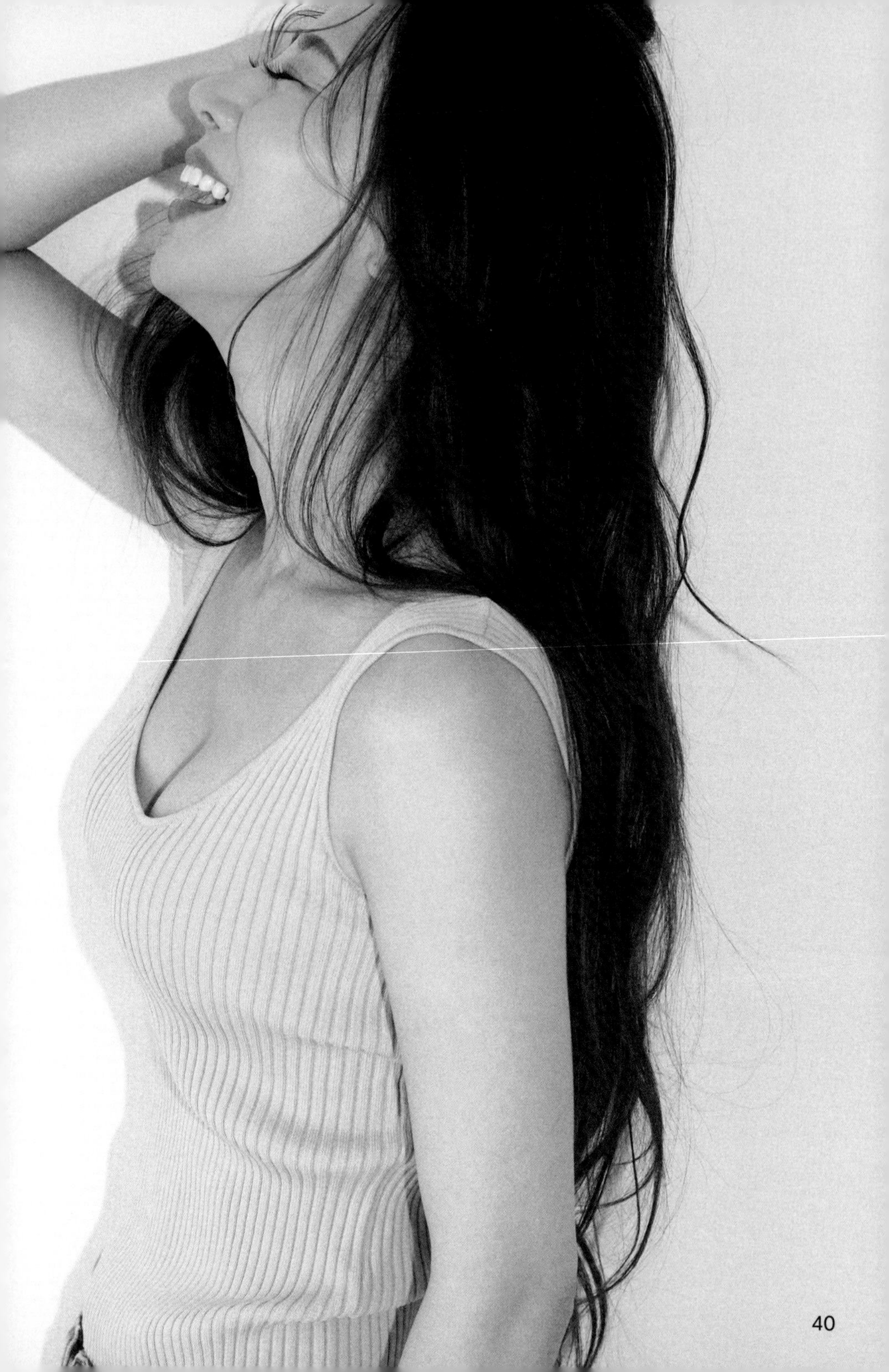

Chapter 3

ココロとカラダは繋がっている

ココロとカラダは繋がっている。
ココロとカラダの密接な繋がりを理解し、
同時にケアすることは
メイクアップバスト協会が
最も大切にしていることの一つです。

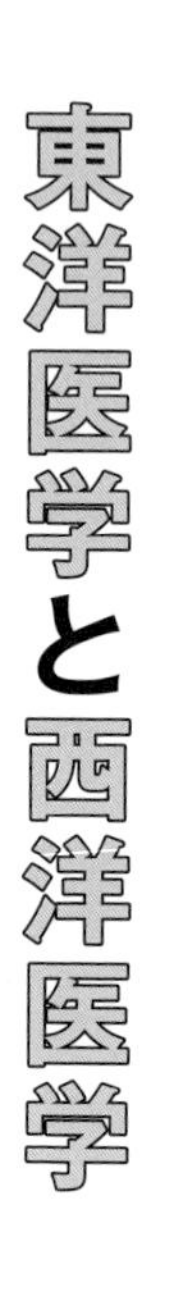

東洋医学ではココロとカラダはお互いに密接に繋がっていて、強く影響しあうと考えられてきました。その考えは、**「心身一如」**と表現されています。**心の状態が良ければ、肉体における筋肉やホルモンバランスも正常に働きやすく、健康も美しさも保たれやすい**です。一度、カラダ（肉体）か精神（メンタル）のどちらかが不調をきたせば、相互作用としてココロもカラダも一緒に機能を落としてしまいます。

ココロとカラダが連動して不調をきたしてしまう。

そんな「悪循環」にだけは陥りたくないですよね？

ココロとカラダがどういう原理で繋がっているのかをさまざまな視点から解説します。なぜ心身を回復させるには、ココロと肉体の両方のアプローチが大切なのか。また、西洋医学ではココロとカラダは別のモノであるという要素還元的考え方に基づいていますが、メイクアップバスト協会は西洋医学でのアプローチもカラダには必要だと考えています。

ココロとカラダの相互関係への理解を通して、なぜ東洋医学と西洋医学が必要なのか、本協会が最も大切にしているこの哲学を学んでいきましょう。

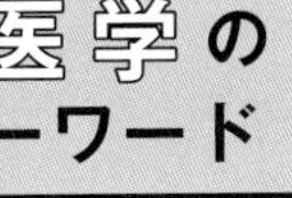

東洋医学の重要キーワード

1【心身一如】

2【五行思想（五臓・五志・五神）】

3【陰陽論（陰・陽・中庸）】

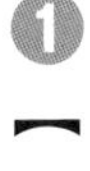
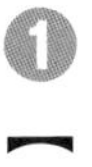

4【五臓六腑（肝、心、脾、肺、腎…三焦）】

5【五志七情（怒、喜、思、悲・憂・恐・驚）】

6【気・血・水（津液）】

7【気・気血・経絡・ツボ】

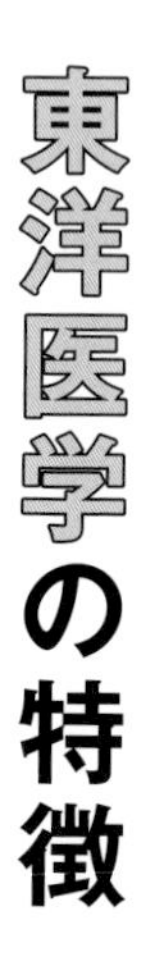

東洋医学の特徴

東洋医学では、望診（顔色や状態）、聞診（呼吸やにおい）、問診（病歴や症状などを質問）、切診（脈や腹部の様子を見る）という4つの診療法で、人そのものに着目をします。同じ病気や症状であっても、その人の体質や状態などを見て、治療方針を考えながらカラダのバランスを整えていきます。東洋医学では、自然治癒力を重視して、自己免疫力を上げる治療をしていきます。

また、東洋医学では「不調を自覚していても、検査で異常が見当たらない」状態を「未病」として治療します。明確な病名があるわけではなくとも、だるい、憂鬱な気分、頭痛、めまいなどの症状がある場合は、未病として対応するのが東洋医学の特徴です。加齢に伴う不調も未病として捉えられます。鍼治療や漢方治療を中心に行われています。

西洋医学の特徴

西洋医学は現代医学と呼ばれるもので、人の状態を科学的に分析し、病名を定めて治療していきます。病気に着目して、薬を使って治療を行っていきます。診察や問診以外にも、血液検査やレントゲン検査などを行い、客観的な数値などのデータをもとに病気を診断していきます。

原因となっているウイルスや細菌、病気の臓器などに薬や手術などで改善していくので、はっきりとした病態を診ることを西洋医学は得意としています。

東洋医学と西洋医学はそれぞれ観点やアプローチ方法が異なりますが、西洋医学の場合、検査結果が正常な場合は治療対象ではありません。しかし、不調を感じていても検査で異常が見つからず、病名が特定できない場合でも東洋医学では未病として治療を行います。

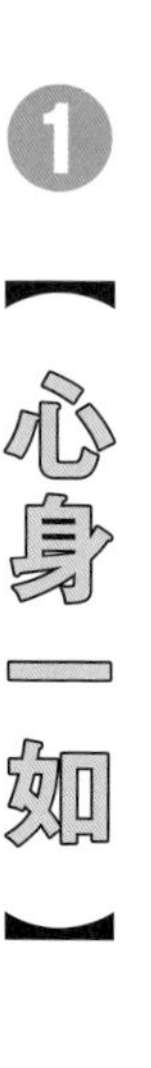

❶【心身一如】

心身一如とは、東洋医学などで使われる言葉で、**ココロとカラダは表裏一体であり、深く繋がっているため、分離して考えるべきではなく、「一如」、つまり、「ひとつ」のものであること**を示しています。精神やメンタル面に負担がかかれば、それは体調不良としてカラダに表れ、また、その逆も然りで、カラダが不調をきたせば、ココロのバランスが崩れることもあることを表しています。

東洋医学の最大の特徴は、**精神的な部分や目に見えないものを大事にする**ことです。例えば「気」といった生命エネルギーの概念が健康を語る上で大切な要素であるとするなど、実に哲学的で神秘的。現代科学、医学からすれば驚くような見解が多いです。

東洋医学は長い歴史の中で、**人類が健康の維持や病、痛みを治療するために経験を積み重ね、磨きをかけブラッシュアップされながら培われた知恵**とも言えるのではないでしょうか。

それをしっかりと学んでいただくためにも、まず、この**東洋医学のベースとなっている中国哲学や思想、そこに存在する概念を詳しく紹介**していきます。

それを理解した上で、ココロとカラダが東洋医学においてどのように繋がり影響しあっているのかも解説し、この知識をどう活かせば、美と健康の維持、そして、美しいバストの維持に繋がるのかも解説していきます。

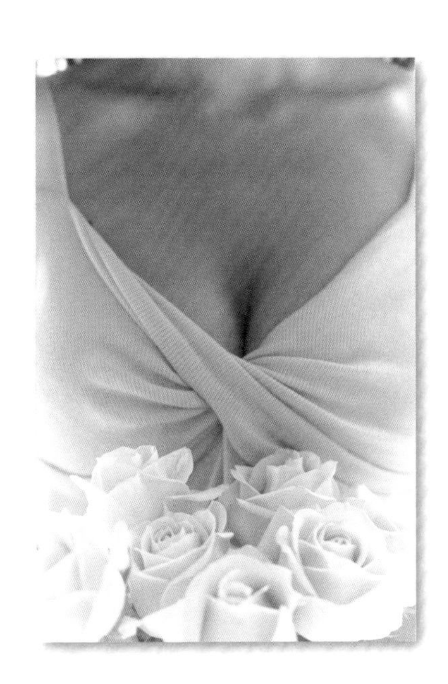

②【五行思想】

五行思想とは自然界に存在する**万物は「木」「火」「土」「金」「水」の5元素から成り立っている**という思想です。

「木」「火」「土」「金」「水」の5つの要素は互いに促進、助長をしたり、抑制、制約などに作用する関係にあります。そして、「木」「火」「土」「金」「水」の各特性に合わせて分類し、東洋医学では病気の診断や治療に取り入れることもあります。

五行と臓腑を関連させ、**肝は木**、**心は火**、**脾は土**、**肺は金**、**腎は水**と結びつけられています。

【五臓・五志】

五行	木	火	土	金	水
五臓	肝	心	脾	肺	腎
六腑	胆	小腸	胃	大腸	膀胱
五志	怒	喜	思	悲	恐

※六腑の一つ「三焦」は固有の臓器ではなく、五行に属さない

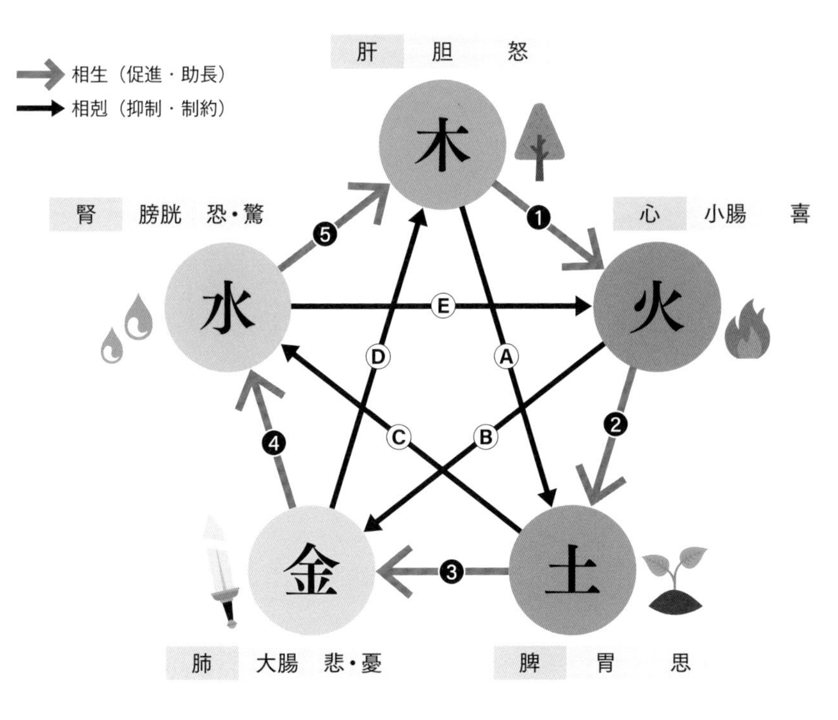

❶ 木を擦ると火が生まれる
❷ 火が燃えると、灰と土になる
❸ 土の中から金属類が産出される
❹ 金属の表面に水が生じる
❺ 水は木を発育させる

Ⓐ 木は土から栄養を吸収する
Ⓑ 火は金属を融解する
Ⓒ 土は水を吸い取り、遮る
Ⓓ 金属は木を切ることができる
Ⓔ 水は鎮火することができる

五行

- 木（曲直）… **草木が成長する様子を表す。上昇などを意味する。**
- 火（炎上）… **炎が燃えるように、炎上、上昇などを表す。**
- 土（稼穡）… **土に種をまき植物を育て、農作物を収穫する。**
- 金（従革）… **金が加工され変化する様子を表す。変革を意味する。**
- 水（潤下）… **水が下に向かって潤い、流れるさまを表す。**

③【陰陽論】

あらゆるものを**「陰」と「陽」に分け、対になっているという概念**があります。人体も「陰」と「陽」があり、バランスを保つことで健康を維持しています。

中国の思想家、孔子による【論語】に記される有名な「ことわざ」で「過ぎたるは猶及ばざるが如し」↓何ごとも偏りすぎる、「しすぎる」のは良くないと昔から言われています。**バランスを崩さないためにも中庸（左にも右にも傾かないちょうど真ん中）が大切**です。肉体も精神もいかにバランスをとるかが重要だと説いています。

食べすぎ、働きすぎ、眠りすぎ、休みすぎ。激しい運動。カラダに良い習慣と思われたものも、過剰も不足も不調の原因になります。アンバランスな状態が短ければリカバリーも早いですが、長期で崩れていれば、歪みもクセづき、回復がそれだけ遅くなります。

4 【五臓六腑（五臓五腑）】

五臓六腑に染み渡る〜と、一度は聞いたことがある言葉かと思いますが、**東洋医学でいう五臓や腑というのは**、実際に物質として存在する臓器のことではなく、**その機能、働きをいいます。**

これらの**「臓」や「腑」は各々に該当する感情があり、人は外の世界から、何かしらの刺激やストレスを受けたときに、それぞれが反応すると考えられている**からです。

このテキストでは、よく見聞きする、**五臓六腑ではなく、五臓五腑という概念を採用**します。

わかりやすさという面でも、五行思想や五志（内臓に宿る感情）との互換性という意味でも、五臓五腑、と言う覚え方にしていきましょう。

【 五臓・五腑一覧 】 五臓五腑はお互い関連しながら機能している

	肝	心	脾	肺	腎
五臓	血をとどめて、気を循環させる	血を全身に巡らせ、精神機能を調整する	栄養を吸収し、食物の精気を全身に巡らせる	呼吸を行い全身に気を循環させる	精を貯蔵し、生命活動を維持している
	胆	小腸	胃	大腸	膀胱
五腑	胆汁を分泌し、貯蔵する。ストレスへの抵抗力がある	胃からの栄養を吸収し、仕分けして大腸に送る	食物を消化し、消化物を小腸へ送る	小腸からきた糟粕を便に変えて排泄する	尿を貯め、気化し排泄する

⑤【五志七情】

五志とは「喜」「怒」「思」「悲」「恐」のことで、それぞれの五臓と関連しています。

また、**七情（喜・怒・思・憂・恐・悲・驚）**の過度な感情の変化は、カラダに悪影響を及ぼします。

ココロにストレスが加わると感情とリンクする特定の臓が機能低下を起こすことで、気血の巡りに異常が生じます。

これが西洋医学でいう自律神経の乱れによる肉体と精神が疲弊する反応で、不調と筋肉のこわばりとなります。（気の乱れが病のもと）

1 **ストレスを受け臓腑が反応**
2 **経絡上での気の乱れ**（西洋でいうところの自律神経）
3 **気血の巡りに異常が生じる**
4 **ツボに反応が出る**（痛み、はり、へこみ等）

❻【気・血・水】

東洋医学では**人間のカラダの健康は「気・血・水」という3つの柱のバランスにより成り立っている**と考えられています。

「気」＝元気や生命エネルギー

「血」＝血液やそれの持つ働きや機能、血の巡りが及ぼす体内への影響

「水」＝血液以外で体内にある液体（汗、リンパ、尿等）のこと
ほかに体内の水分の巡りや潤いを指す。

この3つがカラダを構成しており、いずれかが不足、または巡りが悪くなると、心身は不調になります。※水は津液ともいう

人によって体質は異なるので、不調を自覚して改善を意識することが大切です。

●「気・血・水」概要

【気】

気（き）は精神活動を含めた無形のエネルギーのこと。3つの要素でもっとも重要とされており、気が減少すると疲れやすさや風邪の症状を引き起こしやすくなる。

【血】

血(けつ)は現代医学における血液の中の赤い部分のこと。皮膚・筋肉・臓器などへの働きも含まれる。血が不足すると肌の乾燥・爪の割れやすさ・髪の抜けやすさなどを引き起こしやすくなる。

【水】

水（すい）は血液以外の唾液・汗・リンパ液などの体内の水分のこと。
水が溜まると手足のむくみ・冷え・しびれ・めまいや嘔吐などさまざまな症状を引き起こしやすくなる。

7 【気・気血・経絡・ツボ】

東洋医学では**気は大事な概念**です。**生命活動の源であり、血や水の流れを巡らせます**。また、気は血と密接な関係にあり、お互いに影響を及ぼしているとされています。

気と血の通路のことを経絡といい、**経絡上の皮膚で刺激が伝わりやすい場所が経穴（ツボ）**です。ツボは正経十二経脈、督脈、任脈を合わせた14本の経絡上にあり、経絡を指圧や鍼灸などで刺激して、カラダの調子を整えます。

WHO（世界保健機関）で認定されている361種類のツボは正穴と呼び、正経十二経脈、督脈、任脈上にないツボを奇穴と呼びます。

ツボ療法の種類はさまざまですが、自分で指圧することもできるので、手が届く範囲であれば刺激を与えてセルフケアをすることもできます。

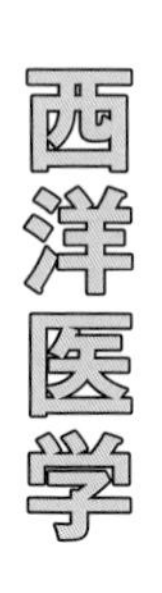

人のカラダは、細胞、組織、器官によって構成され、それらが円滑に動くことで生命が維持されています。**これらの構成成分や活動エネルギーになっているのが食品から取り込む栄養素**で、約62・6%が水分、16・4%がたんぱく質、15・3%が脂質、5・7%がミネラル、1%未満が糖質で人体は構成されています。

人のカラダは外的環境や内側の変化に対して、カラダの状態を一定に保とうとする機能があり、この仕組みを「恒常性維持(ホメオスタシス)」と言います。この恒常性維持が崩れた場合、体調不良を引き起こすことに繋がります。

経口摂取での吸収には限界があるので、輸液(点滴)でビタミンやミネラルなどの栄養素を取り入れ、カラダのバランスを整えることもおすすめです。ビタミンCは抗酸化作用、ビタミンB_1は倦怠感回復、グルタチオンは解毒、ビオチンは糖質やたんぱく質の代謝をサポートするなどの作用があります。

西洋医学の重要キーワード

【心身相関】

ココロ
↓
脳、脳神経
神経細胞（ニューロン）、シナプス、
神経伝達物質、電気信号

フィードバック
↓
脳とカラダの間の情報の往来

カラダ
↓
全身の器官（内臓、筋肉、骨格）

脳の指令で体内で反応するもの
↓
電気信号、ホルモン

『ココロ』はどこに宿るのか

人のココロはどこに宿るのか？

あらゆる精神活動、つまりは認知、思考、感情を「ココロ」と定義したとして、それは脳に宿ると、近年、脳科学の発展によりその説が最も強く支持されています。

太古の昔からそれには所説があり、ギリシャのアリストテレスは心臓と答え、近年の美容業界では、腸と言う人もいるほど、所説があり、明確な答えがないのが現状です。

しかし、現代医学に一般的な意見として「脳」とされるものの、それはシンプルに脳を情報のコントロール・センターとしてみなした場合のみで、本当に医学に精通している人ならば、**ココロの在りかは、一カ所でとどめて良いほど単純ではない**と答えるでしょう。

ココロとカラダが繋がっていることに着目する、私に「ココロの在りかはどこか」と聞いたなら、**「神経細胞の活躍は無視できない」**と答えます。

それというのも、神経細胞はココロとカラダの架け橋であり、脳からカラダ中に情報の行き来があり、その相互作用があってはじめてココロや感情が生まれるからです。脳に感情が生まれてカラダに影響が出るだけでなく、カラダの状態により、メンタル面が影響を受けることも多々あるからです。

田家メソッドでは、**ココロとは、脳とカラダ（筋肉・骨・臓器）の間の情報の往来であり、「神経細胞の情報伝達のための活発な動きの結果」**であると考えます。

田家メソッドのこの定義をより深く理解していただくために、現代医学の発達により見ることが可能となったミクロの世界に視点を移して、説明していきたいと思います。

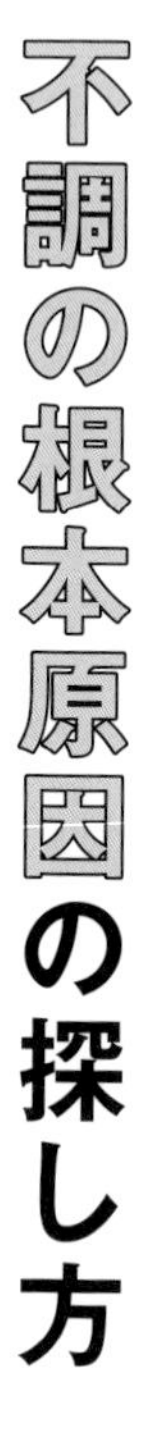

●「ココロ・カラダの声」に気づくためのボディケア

仕事に追われていたり、人間関係に悩んでいたり、時間的・精神的余裕がない時ほど、人は自分の心身と向き合う時間がとれなくなるものです。しかし、自分自身の**「ココロ・カラダの声」に気づかないまま放置していると、心身のバランスを崩したり、不調・痛みを引き起こしたりとさまざまな問題に繋がりかねません。**すでに問題が起きてしまっている場合であればなおさら、その根本原因を探るためにも「ココロ・カラダの声」に耳を傾けることが大切です。

冒頭にて、**「手には癒やしの力がある」「言葉や声かけも重要である」**とお伝えしました。その2つを意識したボディケアをおこない、心身の声なき声を聞き、不調の根本原因をつきとめていきましょう。

●不調・痛みの根本原因はどこにある？

患部そのもの（痛みを感じることに過敏になった部位、発痛点）のことをトリガーポイントといいますが、**不調・痛みの原因が、このトリガーポイントにあるとは限りません**。

例えば肩が痛い場合、ストレスや浅い呼吸、姿勢の乱れ、普段の腕の使い方など、さまざまな原因が考えられます。つまり、**不調・痛みがあるときは、心身のどこかしらに問題が起きているということになります**。不調・痛みは、言わばココロとカラダの悲鳴なのです。

東洋医学では、「標治」「本治」という考え方があります。「標治」とは、起こっている症状を緩和させるべく対処すること。**「本治」とは、不調の原因そのものにアプローチして対処すること**です。「標治」はあくまでも患部の苦痛を和らげるものなので、症状を繰り返さないようにするには「本治」を行うことが大切です。

●ココロとカラダに大きな影響を与える3大要素

東洋医学には**「三因制宜（さんいんせいぎ）」**という考え方があります。これは、**治療の際に1人1人に個人差がある「時」「地」「人」という3つの要因を考慮する**、というものです。これらは**人のココロとカラダに大きな影響を与える3大要素**であるといえます。そのため、不調の根本原因はこの3つの視点から探っていくと見つけやすいです。「時」「地」「人」は、**それぞれ「時期」「場所」「本人の性質」と言い換えることができます。**

「時期」というのは、その不調が起こるタイミングのことです。これは、季節や天候、時間帯といった外的な影響によるものであるといえます。寒暖差や花粉、湿度・気圧の変化などの自然現象は、人のココロとカラダに大きな影響をもたらします。時には、自然によってもたらされる環境の変化に心身の対応が追いつかず、不調を引き起こしてしまうことも。また、「朝にだけ症状が起こる」といったように、一日の中でも不調が起こるタイミングに傾向があることもあります。

「場所」というのは、職場・家庭などのコミュニティや住環境など、自分の身の回りの環境のことです。職場の労働環境や、コミュニティ内での人間関係、住居の問題、地域の特性といったものは人のココロに大きな影響を与えます。それが本人にとって望ましくないものであれば、多大なストレスとなり、そのココロの負担がカラダの不調に繋がることもあります。

「本人の性質」というのは、本人の年齢や性別、生活習慣や物事の受け止め方など、人としての個人差があるもののことです。性別によるホルモン・カラダの作りなどの違いや、遺伝・習慣などによる体質の違いによって、心身に現れる反応は変わってきます。また、物事に対してネガティブな受け止め方をする傾向がある方は、強い情動が生まれやすく、カラダにストレス反応を引き起こしやすくなります。ストレス発散できるような趣味や、推し・パートナーなどココロの支えになる存在の有無もまた、心身の健康を大きく左右します。

場所

仕事 … 労働環境、ノルマなど

コミュニティ … 職場・家庭・学校での人間関係など

住環境 … 建物の問題など

地域 … 住居周辺の環境、風習など

時期

季節 … 気温・湿度の季節による変化、季節の変わり目の寒暖差、花粉など

天候 … 気温・湿度・気圧の天気による変化など

時間帯 … 1日の体内リズムの乱れなど

本人の性質

年齢 … 年代ごとに起こりやすい症状に違いがある

性別 … 男女でホルモン・カラダの作りなどに違いがある

体質 … 遺伝による先天的な体質や、冷え性・便秘症などの後天的な体質に違いがある

性格 … ストレスの捉え方・物事の受け止め方などに違いがある

生活習慣 … 運動習慣・生活習慣などに違いがある

生きがい … 趣味・推し・パートナーなどココロの支えの有無により違いがある

●知っておきたい6つの重要な言葉

「どのような流れで不調が起きるのか」を知るためには、**カラダの各組織の働きがお互いにどう繋がり、影響を及ぼすのか**を理解する必要があります。それがわかれば不調の根本原因をイメージでき、探りやすくもなるのです。ここでは、「神経」「筋肉」「膜」「体液」「経絡」「関節」といった6つの重要な言葉と、その働きについて覚えていきましょう。

・神経

神経は、**脳と脊髄から成る「中枢神経」**と**カラダ中に張り巡らされている「末梢神経」**の2つに分類できます。**体内・体外の情報を「末梢神経」が脳に伝達し、「中枢神経」が情報を処理して対処法などを決定**します。そして、「末梢神経」がその決定した情報をカラダの各部位に伝えます。ココロとカラダは繋がっていると前述しましたが、ココロの問題がカラダに影響を与えたり、カラダの問題がココロに影響を与えたりするのにも、神経が大きく関わっています。

・筋肉

筋肉には、**カラダの各器官を支え、四肢を動かすなどの働き**があります。コリ（筋硬結）は、姿勢の乱れやストレスなどなにかしらの影響で筋肉が緊張状態となったり、収縮するなどして血流が悪くなることによって発生します。これが悪化することにより、簡単な動きでも「痛み」として情報を脳へ伝達するようになるのです。また、筋肉の緊張や収縮は、コリや痛みだけではなく体液の循環などさまざまなことに影響を及ぼします。

・膜

筋肉を覆っている膜のことを筋膜といいます。同じ姿勢、同じ動作の繰り返しや、一部に重力がかかるような偏った動きの癖を継続することで、筋膜内にあるヒアルロン酸の粘性が増加し、コリや痛みを引き起こします。

・体液

カラダ中を流れている血液やリンパ液などの体液は、**栄養素や老廃物などを運**

ぶ働きをします。この体液の循環は筋膜などの影響を受けるため、筋肉が緊張状態にあったり、コリが発生していたりすると体液の流れも悪くなり、さまざまな悪影響をもたらします。

・経絡

経絡とは、東洋医学でいうところの**エネルギー（気血）の通り道**です。五臓五腑に不調が現れると、それぞれの経絡上で強張りや押すと痛みを感じる部分が出てきます。この、反応が現れやすい部分が「ツボ」です。経絡にはココロとカラダを繋ぐ役割があるのです。

・関節

特定の関節の動きに問題が生じると、運動連鎖によって上下の関節にも影響を及ぼします。関節の動きが悪くなると、本来あまり動きが少ない関節（肘や膝、腰など）が、異常に運動することで、周辺の筋肉にも影響を与え、コリや痛みを発生させることがあります。

不調は連鎖する！
問題が起きる3つの箇所とは？

不調を感じた時に問題が起きる箇所というのは、大きく「ココロ」「筋肉・骨・皮膚」「内臓」の3つに分けられます。この3つは相互に影響しあっており、1つの箇所に問題が起きれば、他の2つの箇所にも影響を与えます。

まず1つ目の箇所は「ココロ」です。ストレスを感じると、脳からの指令によりそれに抗うように抗ストレスホルモンが分泌され、自律神経は交感神経が優位になります。その結果カラダは緊張状態となり、全身はストレスに対応していきます。しかしその状態が続くことにより、**自律神経の乱れ**、**筋肉の緊張・コリ**、**内臓の機能低下**、**免疫力の低下**などに繋がっていきます。

2つ目の箇所は「筋肉・骨・皮膚」です。長時間同じ体勢でいたり、不良姿勢が癖になることによって、**筋肉の緊張**や**痛みを引き起こします**。また、特定の関節に負担がかかり不調が起きることによって、運動連鎖が起こり、他の関節にも影響を及ぼします。これらの状態は、**循環が悪くなったり内臓機能の低下**なども引き起こします。

3つ目の箇所は「内臓」です。食生活の乱れや、運動不足などの生活習慣によって内臓の機能が低下すると、**食べ物の消化・吸収が十分におこなえなくなったり、免疫力が低下**するなどといった不調を引き起こします。全身の循環が悪くなり、**メンタルの低下**や**筋肉の緊張・コリ**などにも繋がっていきます。

「ココロ」「筋肉・骨・皮膚」「内臓」の3つは相互に影響します。筋が硬くなり姿勢不良などが現代人には多くみられます。例えば、肋骨が開いている人は息を吐きにくくなり、結果、交感神経が優位になります。呼吸が適正化されないということは、血流が悪く酸素不足となり、さまざまな不調に結びついてきます。その状態を放置することにより、リラックスできない、常に緊張しているといった状態にもなります。また、内臓は副交感神経の機能が重要ですが、交感神経が優位ということは、内臓の機能低下を招きます。そのような状態では、ネガティブな感情が生まれ、そのストレスがまた交感神経を優位にする、といったような悪循環が生まれるのです。不調の根本原因をつきとめ、自分に何が必要か不必要かを見極め、適切なアプローチをすることは非常に大切です。

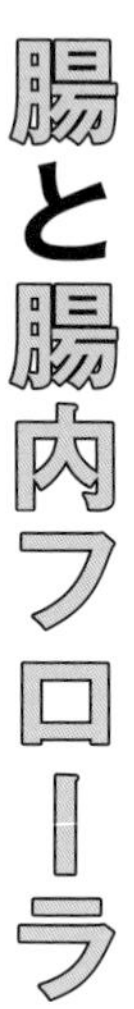

腸には約1億個もの神経細胞が存在しており、その数は脳の次に多いといわれています。**この神経細胞には情報を処理・伝達する役割**があり、腸の情報は脳に送られます。脳はその情報を受け、常に影響を受けているのです。

腸の情報が脳に送られるというだけではなく、脳からの情報もまた、腸にさまざまな影響をもたらしています。**脳と腸は繋がっており、密接に関係しあっているの**です。このことを**「脳腸相関（のうちょうそうかん）」**といいます。脳と腸の繋がりについては、自律神経や神経伝達物質、免疫などが深く関わっています。

脳から腸に与える影響としては、自律神経の動き・乱れなどが挙げられます。交感神経が優位な時は腸の蠕動運動は抑制され、副交感神経が優位な時は活発になります。ストレスを感じた時は脳からの指令により交感神経が優位になるため、腸の動きが悪くなるのです。その状態が続くことにより自律神経が乱れ、腹痛・下痢・便秘などの症状を引き起こします。

逆に**腸から脳に与える影響としては、腸内環境の変化によるもの**などが挙げられます。中でも**神経伝達物質の分泌については、ココロの状態に大きく関わってきます**。ドーパミン、ノルアドレナリン、セロトニンといったココロに作用する神経伝達物質の多くは腸で作られているという研究報告もあります。中でも**セロトニンは幸せホルモン**といわれており、感情のコントロールや精神の安定・不安定に深く関わっています。腸を動かす役割もあるため、自律神経の乱れによって便秘になった時はセロトニンが腸で多く分泌されます。その状態が続き、セロトニンが腸で過剰分泌されることによって、脳ではセロトニンが不足します。その結果、ココロのコントロールが難しくなり、イライラしやすくなったり、うつ病や不眠を引き起こしたりとさまざまな不調を引き起こすそうです。

また**免疫についても、脳に影響を与える腸内環境の変化に大きく関わります**。腸にはウイルスなどの病原体と戦うカラダの免疫細胞の約70％が集まっており、**腸内環境の良し悪しによって、免疫力は向上・低下**します。免疫力の低下はさまざまなカラダの不調を引き起こし、それが結果的に自律神経の乱れを招くこととなります。

このように、脳と腸はお互いに影響しあっています。まるでうつし鏡のように、脳の状態は腸に現れ、腸の状態は脳に現れるのです。

腸内環境の良し悪しを左右する存在としては、「腸内細菌」が挙げられます。腸内には、約100兆個、約1000種類もの細菌が存在しています。この腸内細菌の集まりは、その様子がお花畑に似ていることから**「腸内フローラ」と呼ばれています。**腸内細菌は、大きく「善玉菌」「悪玉菌」「日和見菌」の3つに分けることができ、この3種類の細菌の理想のバランスは「善玉菌：悪玉菌：日和見菌＝2：1：7」であるといわれています。このバランスが保たれることによって、健康的な腸内環境を維持することができるのです。悪玉菌が増え、腸内フローラのバランスが崩れると、免疫力の低下を引き起こします。

腸内フローラを意識し腸内環境を良好に保つことで、自律神経は安定します。

ただし、すでに自律神経の乱れが起きている場合は腸内環境も悪くなっているため、両者に同時にアプローチする必要があります。それほどまでに、脳と腸は深く繋がっているのです。

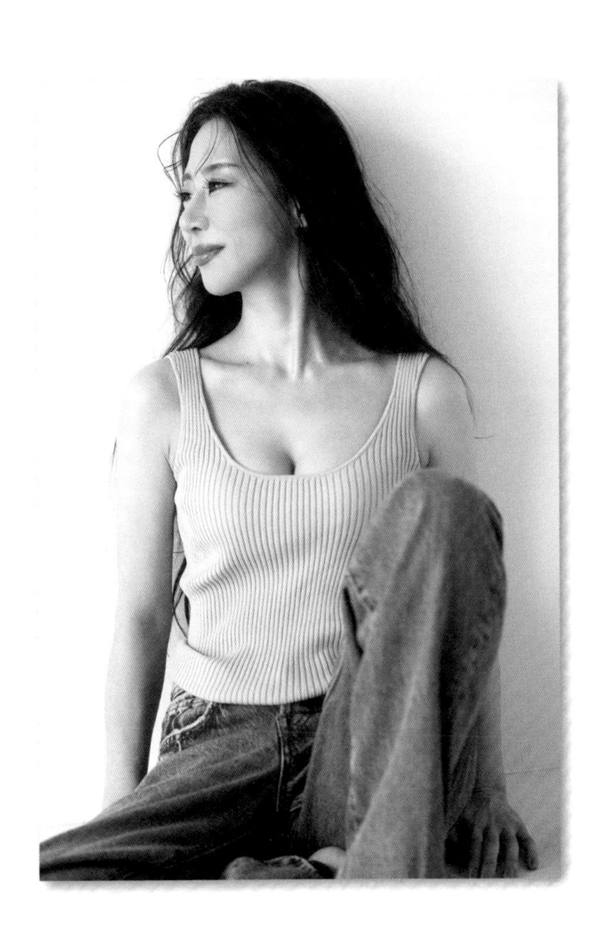

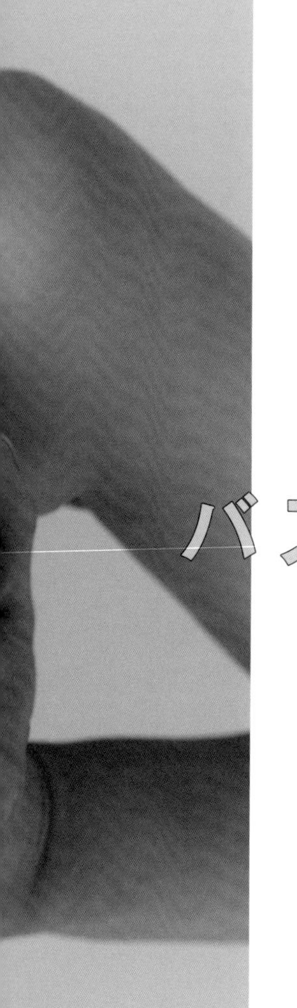

Chapter 4

バストケアの基本

田家式バストケアでは、バスト周りのコリに着目し
表面のお肉を動かすのではなく、それよりも奥の
筋膜や筋肉にアプローチをしていきます。
ケアの努力を報わせるために、
ほぐす×筋膜リリースの考え方をもとに
バストが広がりや型崩れに繋がる要因でもある
バスト周りのコリから解放し、バストを本来の位置に
整えながら育てていくケアになります。
一緒に悩みを一つ一つ改善し
変化を喜びに変えていきましょう！

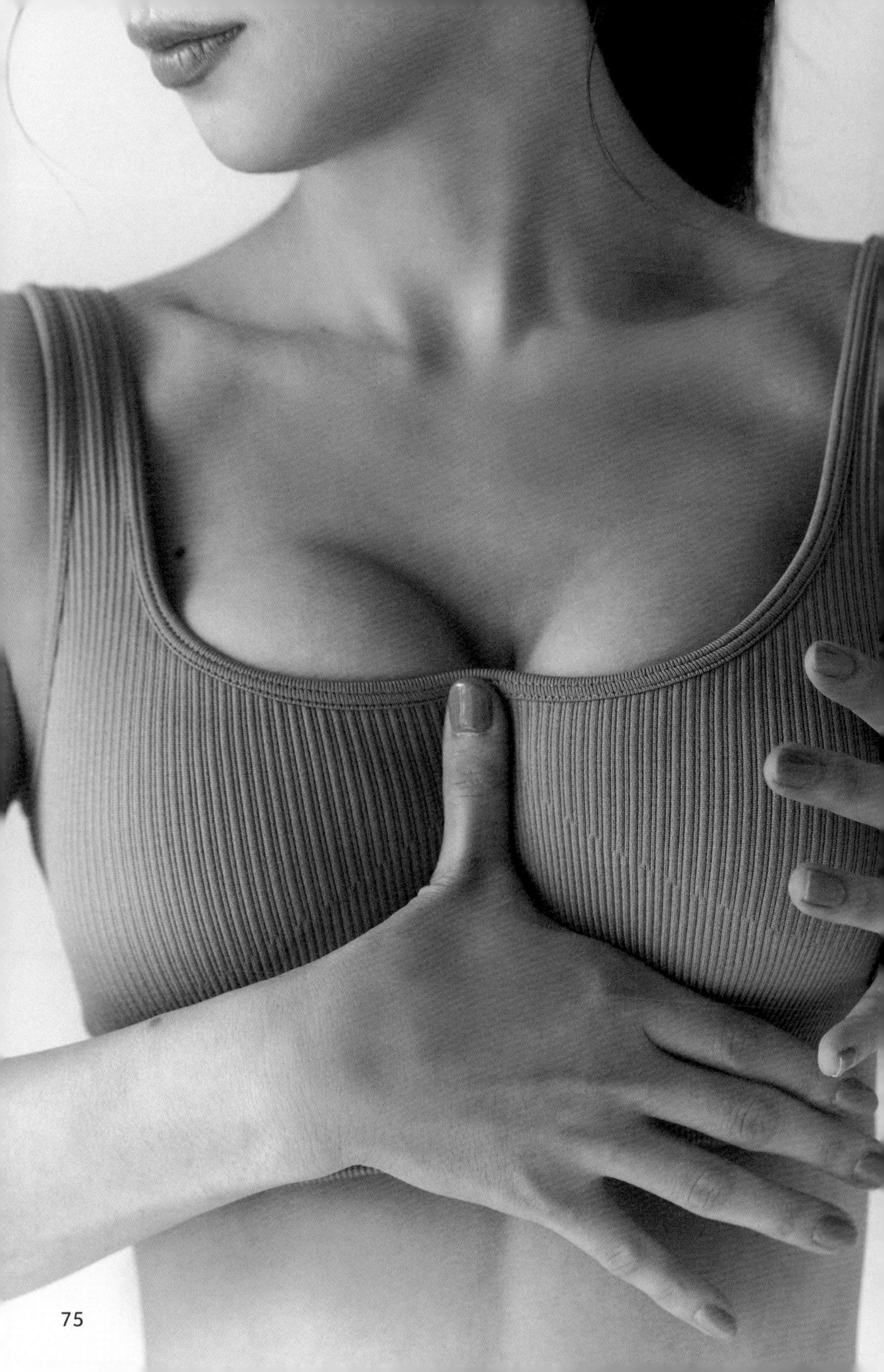

ケアをする上で大切なこと

田家式バストケアでは、
ケアの後に必ず《変化を見る》ということを
大切にしています。
バストの柔らかさや形、ボリュームなど
ケアを行うことでの
《変化を見る》習慣作りをしていくことで、
バストの変化にも気付きやすくなり、
さらに、変化を感じられるとケアを継続するための
モチベーションにも繋がります。
そして、必ずケアをやらなきゃ、と
使命感を働かせてしまうと
ストレスになってしまう場合もあるので、
体調が優れなかったり、気持ちが乗らないときには
「これだけは！」というケアを１つだけ行うなど、
その時々の体調や気持ちに合わせて
取り入れることも大切です。

ケアをする際には

肌が乾燥し過ぎていると、摩擦によりさらに乾燥しやすくなり、肌にダメージへと影響してしまうので、ボディクリームなどで保湿をし、手が滑らない程度に馴染ませてからケアを行いましょう。

ケアはブラジャーや洋服の上からではなく、直接素肌に触れて行っていきましょう。

ケアを行うタイミングは、夜お風呂に入ったあとなど、ナイトルーティンとして取り入れるのがオススメ。バストケアでボリュームを作りながら、ナイトブラでバストを守るルーティンを作ることでバストの育成がしやすくなります。また、日中はブラジャーへの入れ直しの前に行うと、バストが収まりやすくなります。

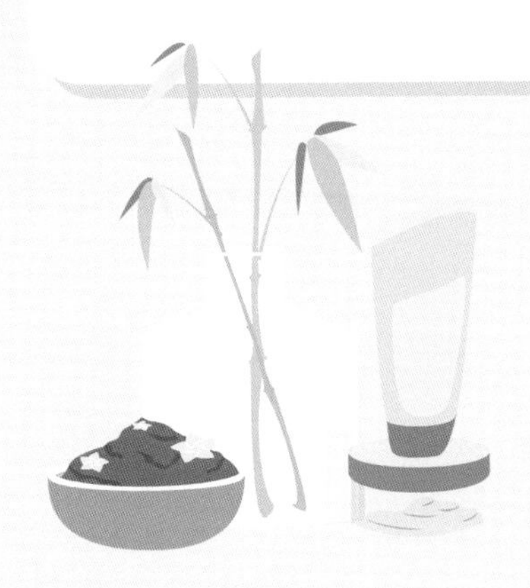

田家式バストケア
5つの手の使い方のポイント

田家式バストケアを取り入れる上で、意識していただきたい
大切なポイントが5つあります。ポイントを意識しながらケアを行うと、
バストの変化に繋がるので、ぜひ意識していきましょう。

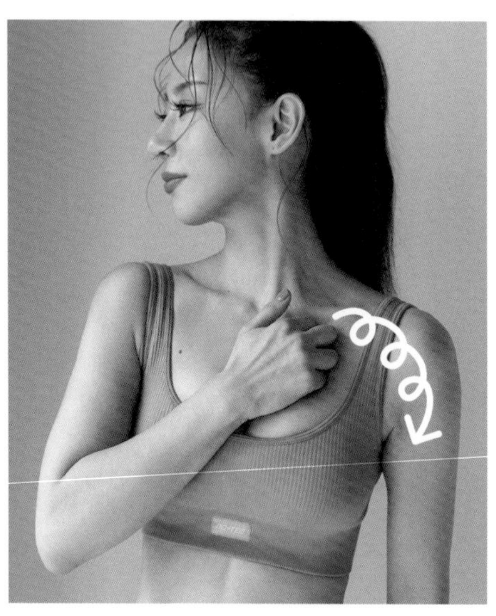

»Point 1

鎖骨下の中心から脇のほうに、
猫の手で円を描くように
圧をかけてほぐしていく。

ケアを行う際には深呼吸しながら行うこと。深呼吸を取り入れることで、カラダの硬直が緩みやすくなり、ケアでの手の圧が筋膜や筋肉に届きやすく、コリがほぐしやすくなります。

★ポイントは吸って、吐いて、でしっかり「吐ききる」こと。呼吸を『吸う』のが3秒程なら、「吐く」ときは6秒程『はぁー』とゆっくり吐き出していきます。

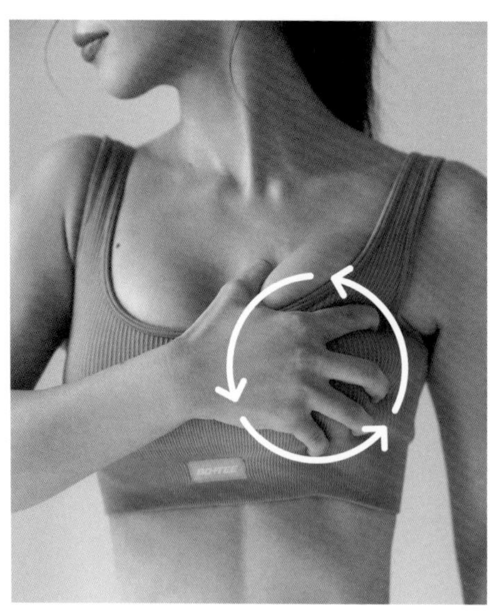

»Point 2

手全体でバストを根元から掴み、
バストを中心に向けて
引きはがすように回す。

指の圧が抜けないようにすること。田家式では"筋膜"や"筋肉"にアプローチすることを大切にしています。サラッと表面だけのケアにならないように、指先の圧を意識してケアを行っていきましょう。

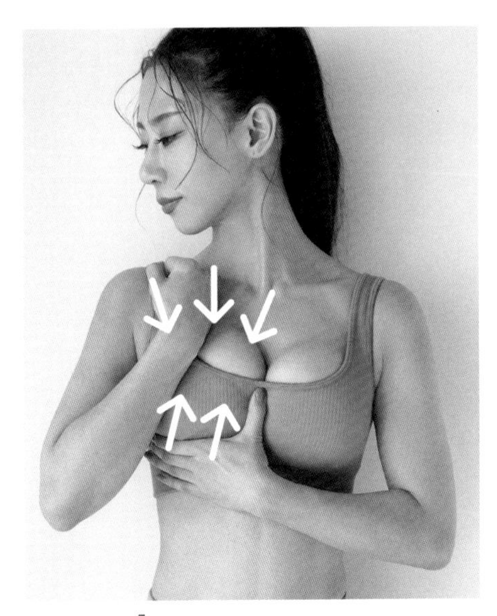

» Point 3

脇の下で親指を立てて、
親指の側面を使いながら
鎖骨中心に向かって押し上げる。

ボリュームが欲しいところほど３秒以上止まること。バストのボリュームを作りたい場所を目指し、オーバーラップするように動かしてから止まると変化に繋がりやすいです。

※最後まで圧が抜けないようにすること

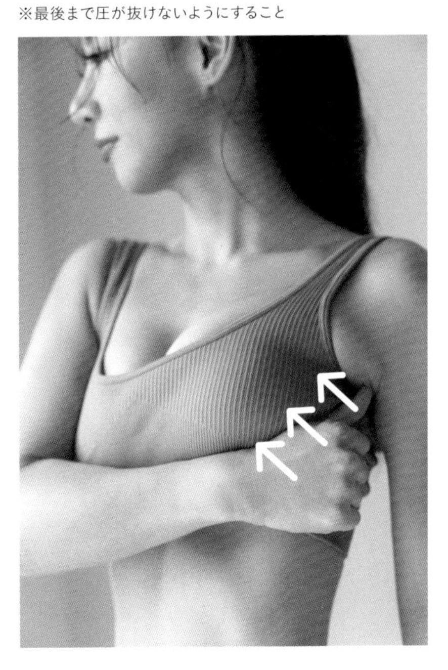

» Point 4

バストの下を支えながら、上の手をグーにして小指を鎖骨下に当てて押していく。

痛すぎるまではやらない。痛すぎるケアはカラダを緊張させるため、圧が強ければいい、という訳ではないので痛気持ちいいくらいの圧がベスト。

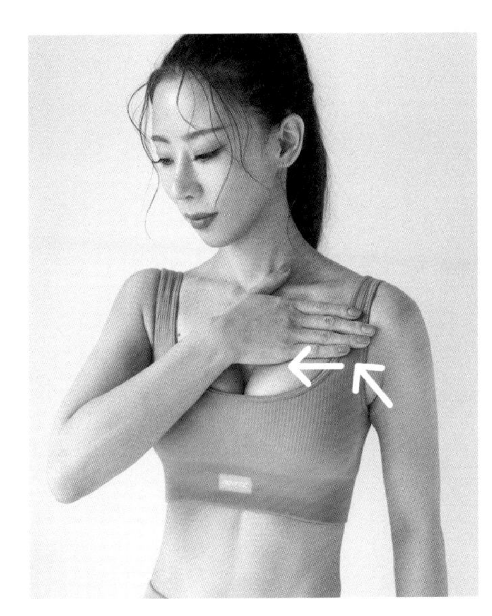

» Point 5

指先で脇から鎖骨下に向けて、
バストの中心に肉を寄せていく。

急がずゆっくり行うこと。変化が欲しいからといって手を早く動かしても、やった感は出ますが、変化に繋がりにくいため筋膜、筋肉はゆっくり、じわじわと３～５秒かけて行っていきましょう。ゆっくり手を動かすためにも、深呼吸を取り入れ行っていきましょう。

※実際はブラジャーを付けずに肌に直接行ってください

バストに関係するツボ

筋肉の緊張からなる「肩こり」「腰痛」など症状も経穴（ツボ）刺激により、血液循環を促進することで改善が期待できます。

女性ホルモンの働きを整え、バストケアにも効果的

胸の真ん中にある骨の上で、左右の乳頭を結んだ線の中央部にあるツボ。

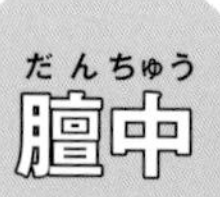

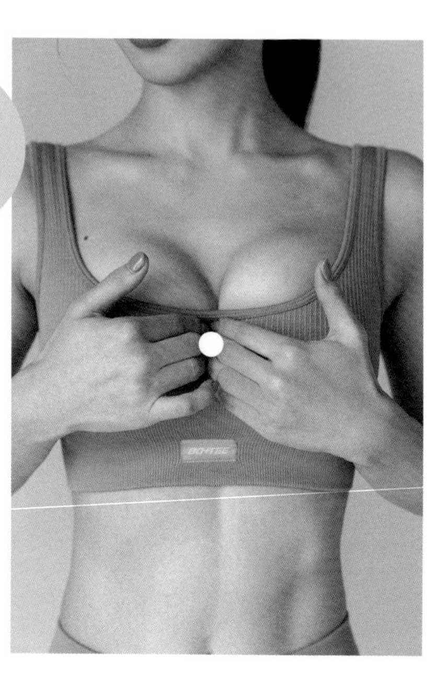

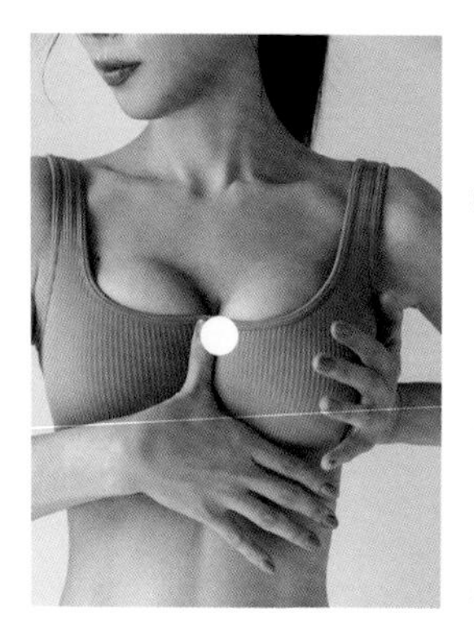

ツボの押し方

両手の四指の指先をツボに当て、深呼吸をしながら5～10回押す。フーッと吐くと共にゆっくりとツボを押すと効果アップ。

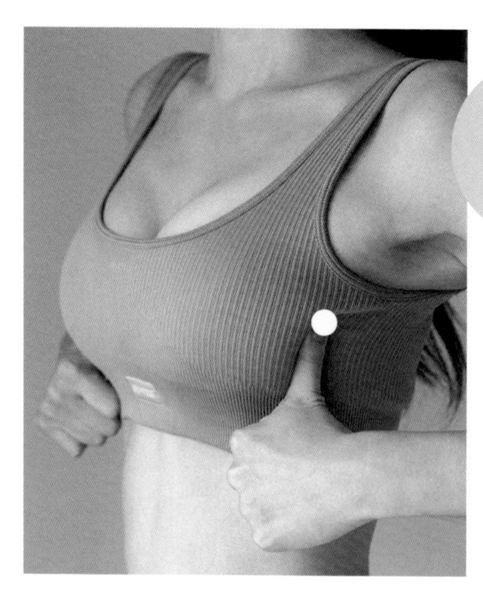

てんけい
天渓

バストケアに必要な乳腺を発達させるツボ

乳首と同じ横ラインの高さに位置し、左右両側にあります。骨と骨の間で、押すとちょっと痛いところが天渓です。

ツボの押し方 親指を使い、左右の乳房を持ち上げるようにして、天渓ツボから内側に向かって押してください。左右のツボを同時に、3～5回ゆっくり押すことがポイント。

欠盆（けつぼん）

巻き肩や肩こり解消には欠かせないツボ

乳頭からまっすぐ上がってぶつかる鎖骨の上から、指1本分、カラダの中心に入ったところにある。

ツボの押し方 押す方の反対側の手で、親指を鎖骨に引っ掛けるようにセットし、ゆっくり深呼吸をしながら10回押す。反対も同様に行う。

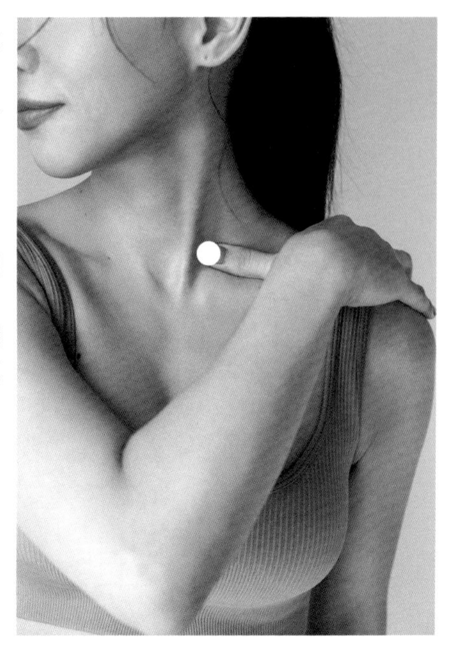

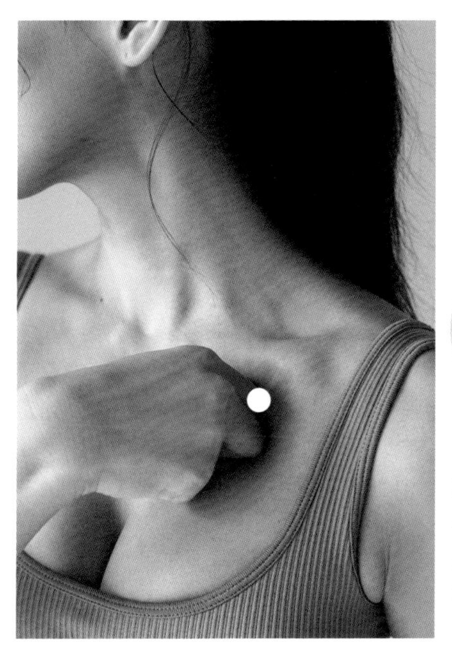

中府（ちゅうふ）

鎖骨まわりの筋肉の緊張を緩める

巻き肩や肩こりの人、呼吸が浅い人に◎。鎖骨の下のくぼみから親指1本分下がった位置。

ツボの押し方 押す部分の反対の手をグーにし、鎖骨下の中府に当て30秒グリグリとゆっくり動かしていく。反対側も同様に行っていく。

※ツボ押しは心身の健康維持にかかわる経絡の流れに影響します。カラダの状態がいつもと異なる以下のようなタイミングで行うのは避けましょう。●体調が悪いとき、疲れがひどいとき、病気やけががあるとき　●妊娠初期、妊娠の可能性があるとき　●食後2時間、飲酒後

バストの土台作り［ブラジャーへの入れ直し］

田家式入れ直しケアは、バストを育てる上での大切なベース作りになります。
バスト周りのコリをほぐしながら入れ直しをすることで形が整いやすくなります。

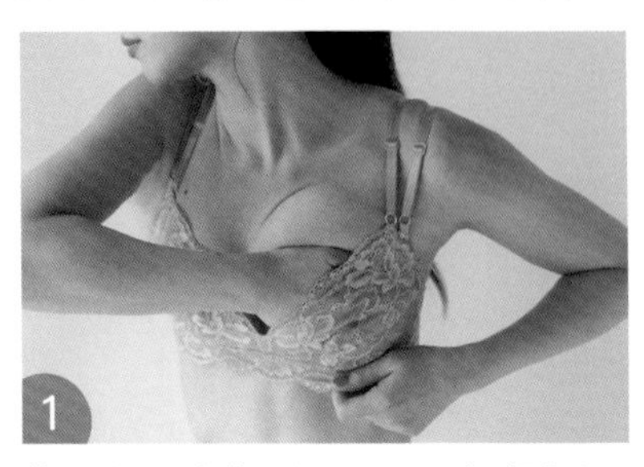

前かがみの姿勢になってアンダー部分を下から持ち、反対の手でバスト根元をキャッチし、お腹の方からかき集め鎖骨中心へ引き上げながら集めます。

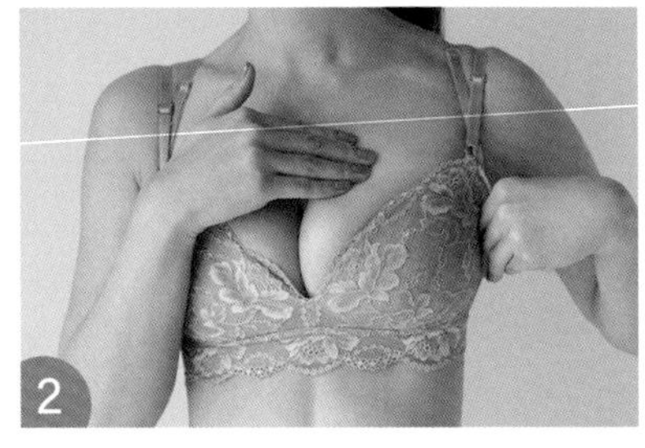

背肉、脇後ろにある肉を指先でキャッチし押しながらゆっくり中心へスライドし集めます。

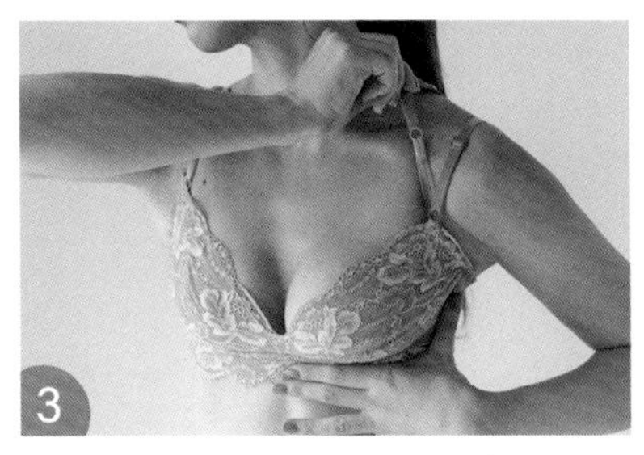

反対の手でYVESJU使用の場合、引き上げ機能についているストラップを首の方に引っ張り上げることでバストを寄せ集め谷間を作り出します。ストラップの長さを調整。

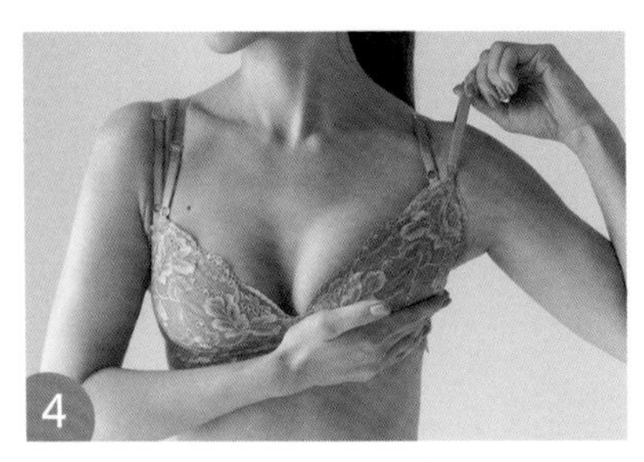

整えるバストと同じ方の手で本体についているストラップを上に引き上げバストをリフトアップさせます。ストラップの長さを調節しバストがカップに収まるように整えます。

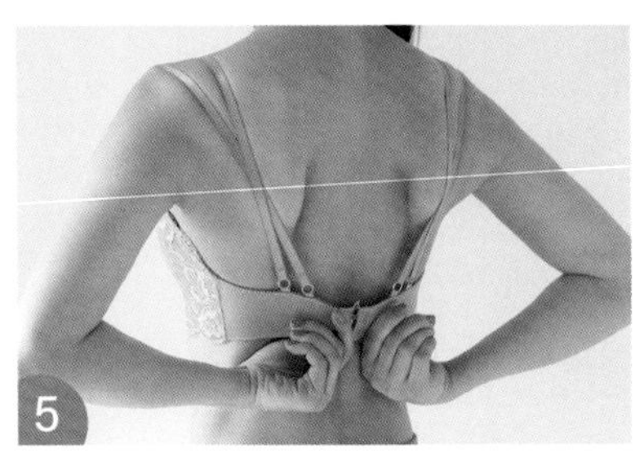

後ろのホックの位置を下げ、肩甲骨の下の位置に来るように調節。そのときベルトが水平になるように整えます。

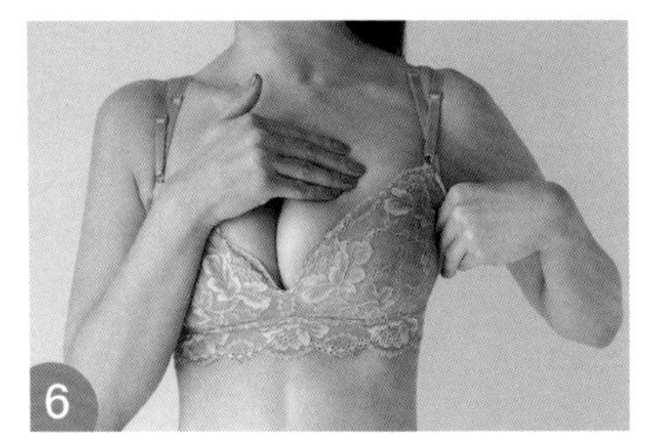

脇からバスト中心へ指先をゆっくりスライドし、中心で3秒止める。脇肉を指先でキャッチしバストの上部の丸みを整えます。

タッチの仕方［手技］

田家式バストケアでは、カラダの原理に基づきながら、バスト周りのコリをほぐすためのポイントがあります。意識しながら行っていきましょう。

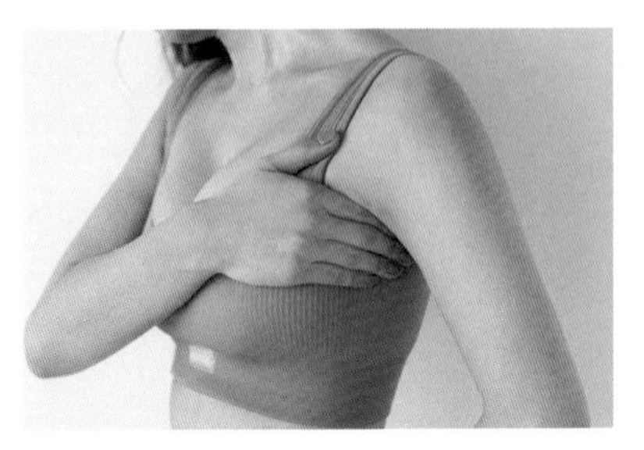

①バストを寄せ集める手技のコツ
手のひらをバストにピタッとつけ、指先で圧を掛けたままバスト中心まで3回に分けて寄せて止まるを繰り返し移動します

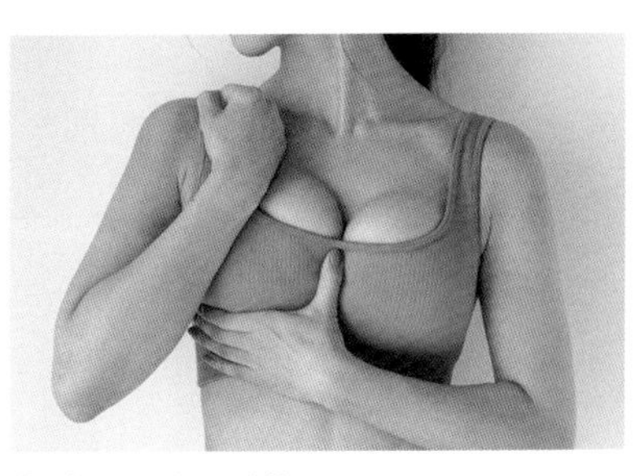

②グーとＬ字の手技のコツ
手をグーにして第一関節でほぐす。手をＬ字をすくい上げてから　ピタッと付けたままグッと鎖骨を目安にリフトアップ！　もう片手で支えると◎。

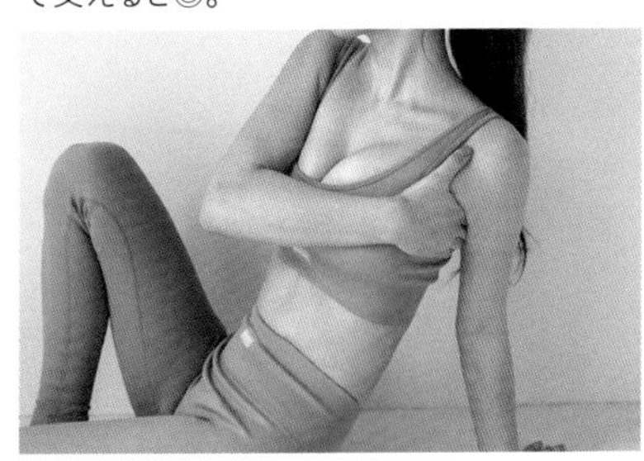

③バストをコンパクトにする手技のコツ
ケアする手をお尻の後ろへセット。反対の手のひらでバストを包み込み指先で肩甲骨をプッシュしながらバスト中心へ寄せ集めるよう移動。

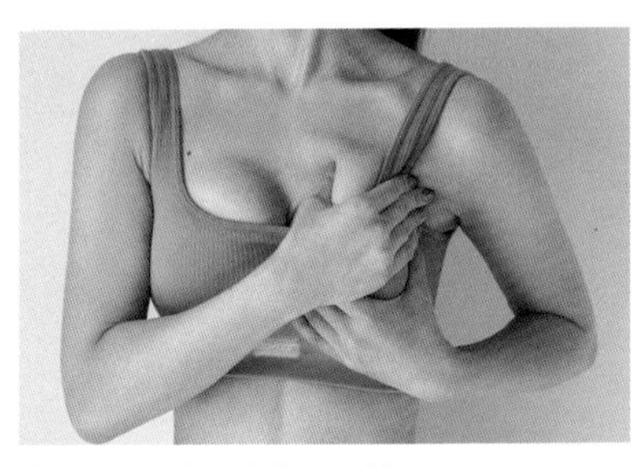

④バストの丸みを作る手技のコツ！
左脇に右の四指を入れバスト上部の付け根を親指で挟む。ケアする右手を左手の下に同様にセット。リフトアップするように中心へゆっくり回す。

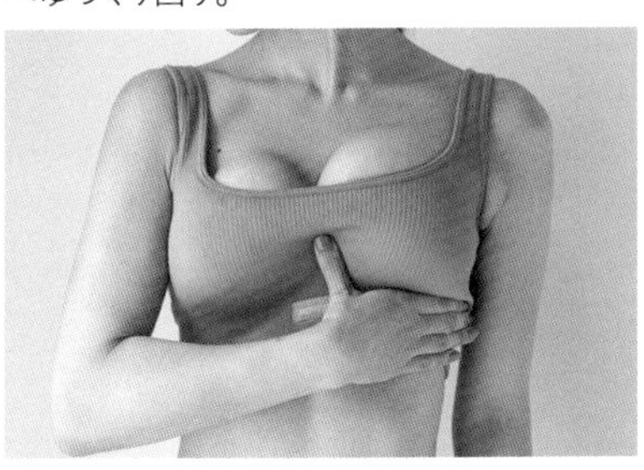

⑤下乳をくっきり作る手技のコツ
手をＬ字またはグーにして下乳付け根をすくい上げ、鎖骨を目安にリフトアップして止める。呼吸を吐きながら中心へ回す。もう片方で支える。

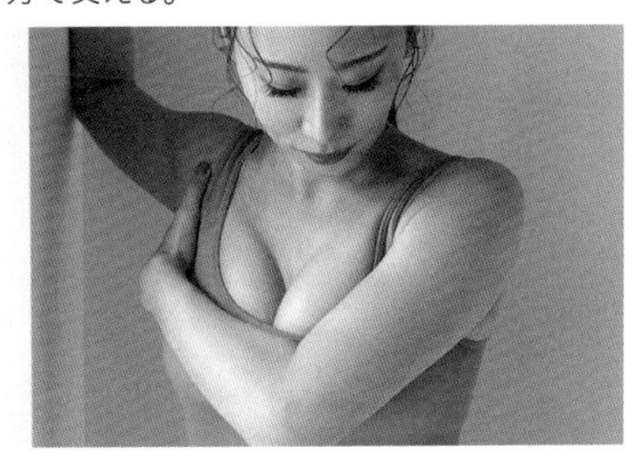

⑥バストサイドを作る手技のコツ
腕を上げて壁にセット。反対の手でバストを包みサイドの付け根を掴む。一歩前へ重心移動。バスト指先を意識しバストを集めていく。

全タイプ共通

ウォーミングアップケア

悩み別ケアの前に行うことで、より効果アップに繋がりやすくなります。
また、お腹解放ケアは就寝前に取り入れるとリラックスがしやすくなります。
バスト周り、腕、脇のほぐしはブラジャーへの入れ直しの前に行うことで
入れ直しがしやすくなり、入浴中や入浴後は血流アップしやすいのでオススメです。

お腹をグリグリほぐして解放

バストの下垂予防、バストのメリハリ作り

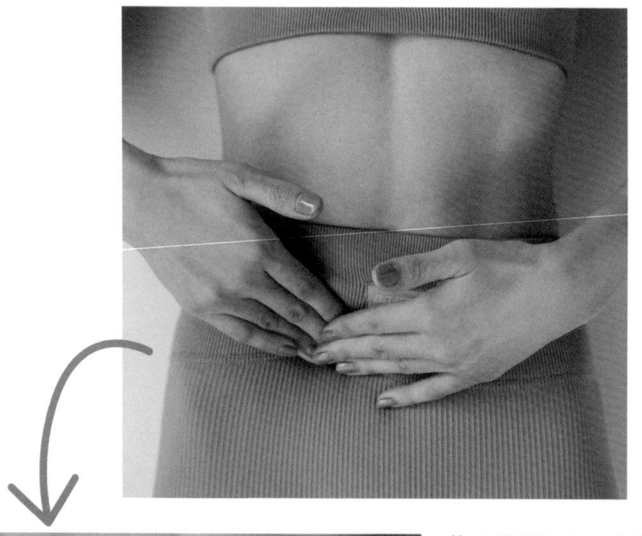

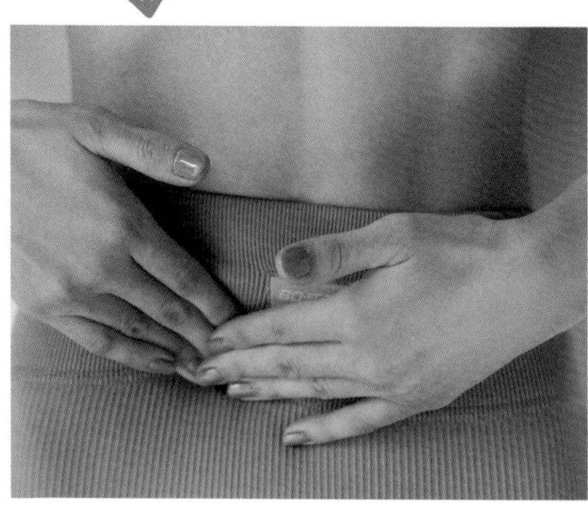

体の緊張をほぐし緩めて
リラックスさせていくために、
深呼吸をしながらゆっくり
両手でお腹をなでる。
両手でお腹全体を撫でたあと、
おへそ周りをグリグリ
時計回りにほぐす。

Point

内側の筋肉に圧を届けられるように、呼吸と共に圧をかけていくと効果的。

腕をもみほぐす

脇肉、二の腕や背肉に逃げを防止

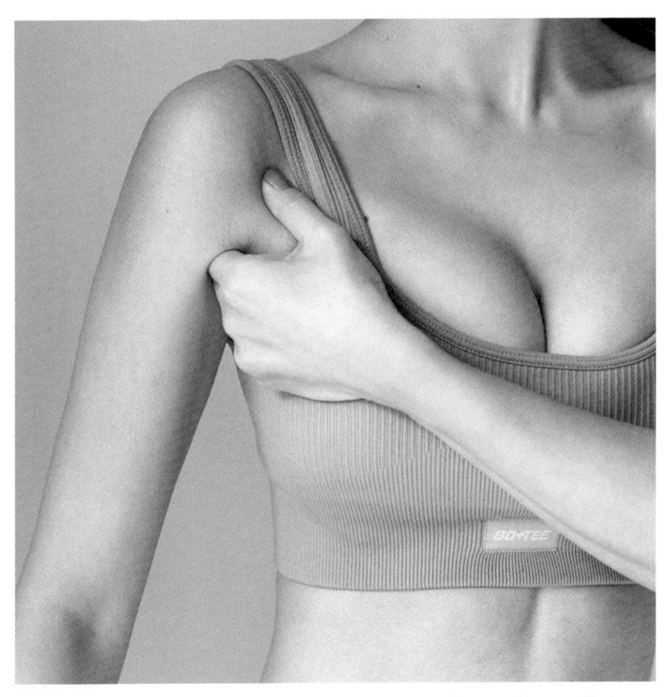

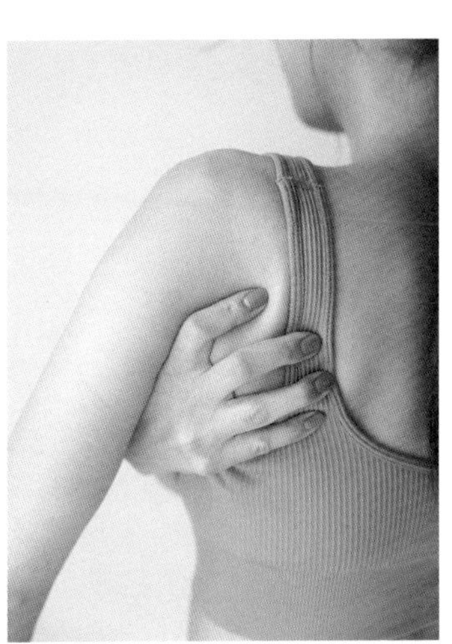

1 前脇の中に四指を入れて、
親指と挟むようにセット。
指先に圧を入れて、
前脇を掴んでグリグリほぐす。

2

脇の後側も親指を脇の中に入れて、
四指と親指で挟み込むように掴んで
脇から肩甲骨周辺をグリグリほぐす。
左右行う。

バストを回してほぐす

広がりバストを解放

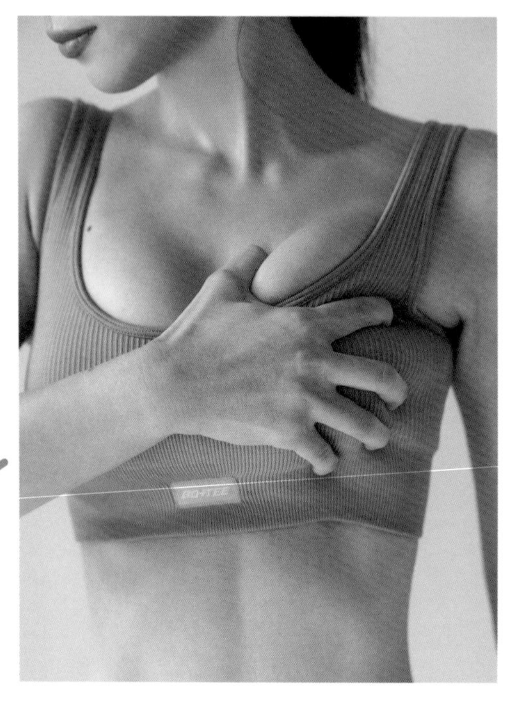

1 指先に力を入れて、
手をバストに
ピタッと付けて、
吸盤のように押し当てる。

2 中心に向かって引き上げ、
引き剝がすように
ゆっくり回してほぐしていく。
左右行う。

鎖骨下ほぐし

削げ改善、鎖骨下とバストのメリハリ作り

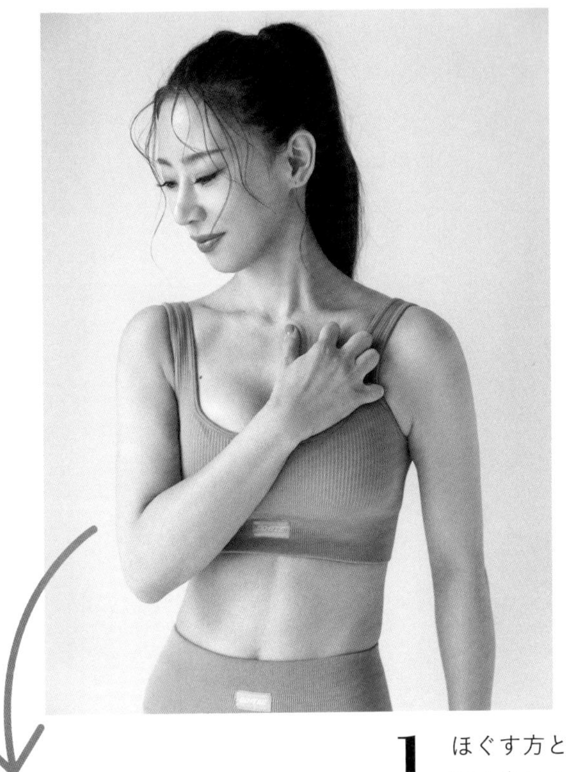

1

ほぐす方と反対の方向に
顔を向ける。
鎖骨の真下にほぐす方と
反対の手をグーで
バストに押し当てる。

2

グッと内側に圧を届けながら
首の皮が伸びるよう、
指1本分押し上げる。
左右行う。

バストの5つの悩み別習慣ポイント

バストの悩みは十人十色。形や柔らかさも人によって違う“バスト”だからこそ、改善するためにはそれぞれの悩みに合わせたケアが必要です。まずは、悩み別でのバストの傾向や対策、過ごし方のコツを学んでいきましょう！

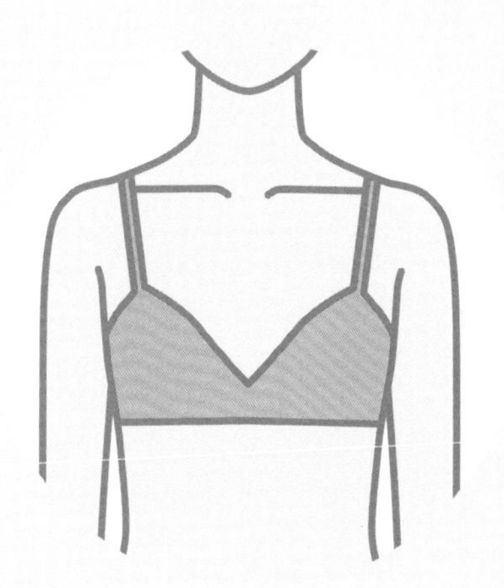

小さい／硬い

●習慣ポイント！

些細なことでも「自分にもできる」を合言葉に！　できなかったことが少しでもできたとき、◯を増やせる習慣作りをしていくことが喜びを増やせるコツ。

離れ

●習慣ポイント！

オフモードに切り替えるために、上を向いたり空を見る習慣、深呼吸する習慣を心がけてみて。「昨日よりバストのココの部分の柔らかさが出てきている」など、バストの変化を探すクセを作ると◎。「他人が喜ぶことをするのが好き」という傾向があるので、自分のことも褒めてあげる習慣作りをしていきましょう。

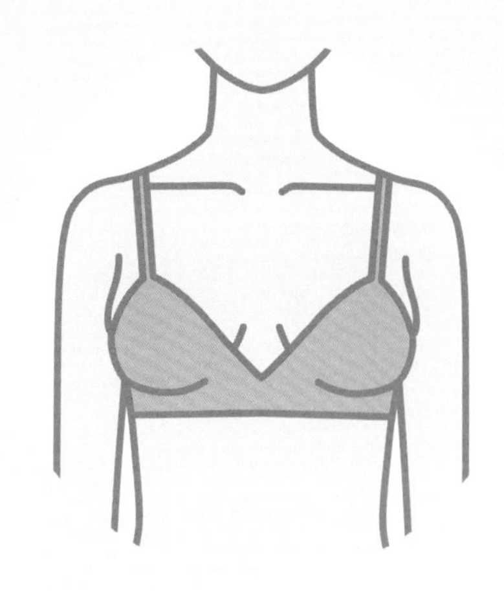

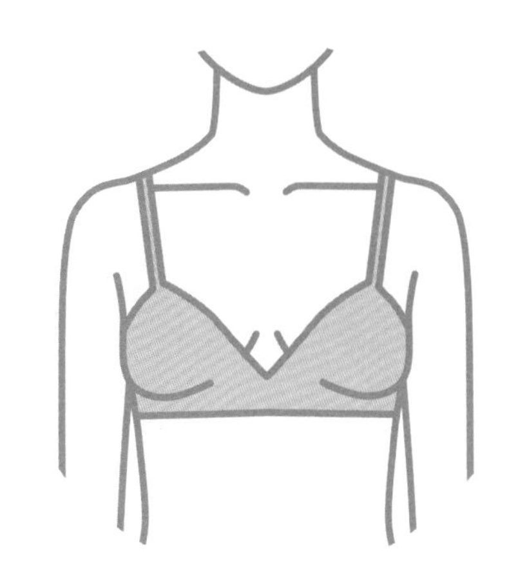

垂れ

●習慣ポイント！

日々の自分の行動や選択に対して肯定してあげましょう。自分を丁寧に扱う習慣作りを心がけること。

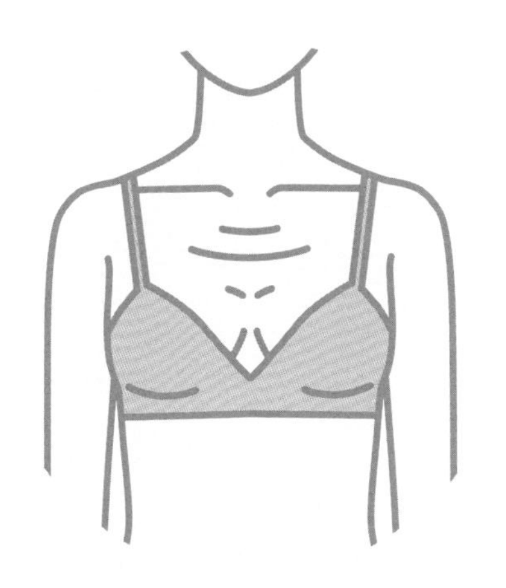

デコルテ削げ

●習慣ポイント！

感謝を伝える。ケアを取り入れた際に、"今日もありがとう"と話かけながらほぐすことで集中で使ったカラダの緊張が綻びやすくなりオススメ。

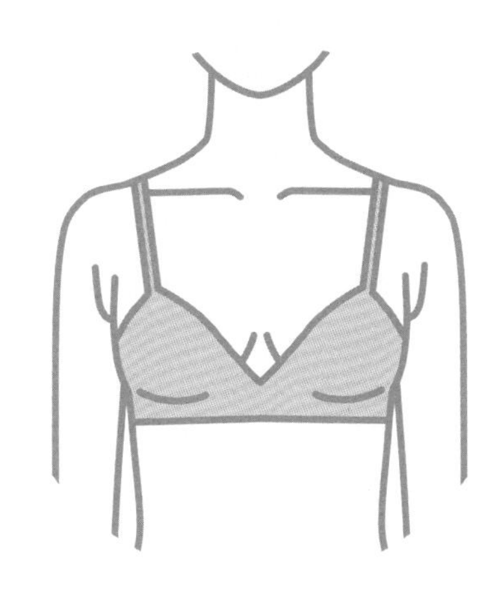

脇肉

●習慣ポイント！

集中することや手や腕を使うことが多く緊張状態が抜けづらい。手や腕をほぐしてからバストケアするとほぐしやすさ◎。

悩み別で取り入れるケア

バストの悩みに合わせて、必要なケアを取り入れることが大切。
改善には継続も大切なので取り入れやすいものを多く取り入れること。
ケア後は変化も見逃さず！喜びに変えてモチベーションUPさせましょう。

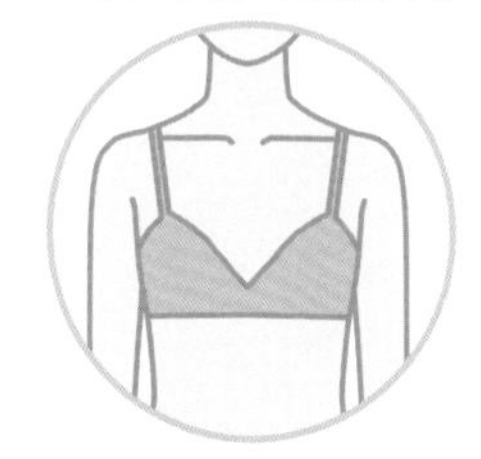

小さい／硬い

バスト周りのコリの影響が大きいので、
バストケアできる環境作りを徹底的に！

STEP 1

壁ストレッチで バストの外側を作る

1

ケアするバスト側の手のひらを壁につけて腕、脇の中を伸ばします。
反対の手で脇肉をキャッチするようにグッと押し当てバストのほうに引き寄せセット。

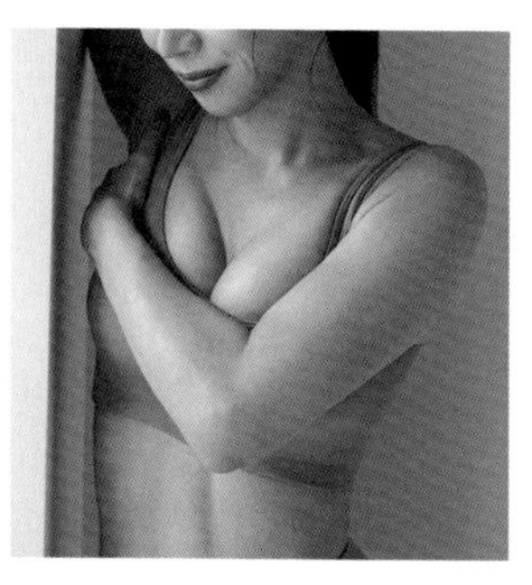

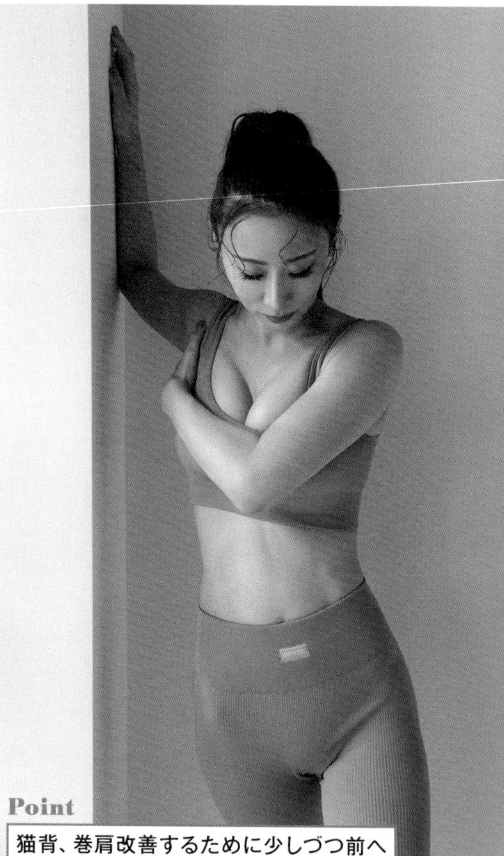

2

ゆっくり深呼吸をしながら腕・脇とバストを引き剥がすようなイメージでカラダを少しづつ前に重心を移動してグググとゆっくり伸ばしていきます。
指先でグッと押すように圧をかけてバストサイドからバスト中心へスライドし寄せ集めていきます。左右行う。

Point

猫背、巻肩改善するために少しづつ前へ重心を移動していくと脇の中が伸びて姿勢改善も同時に行えるのでオススメ。

STEP 2 バストの外側にボリューム&中心へ集める

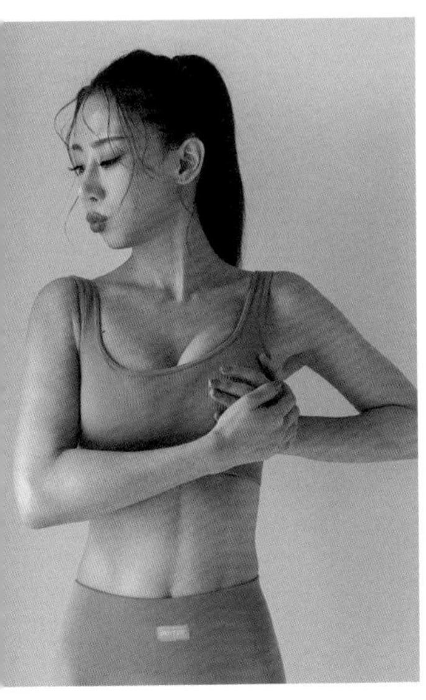

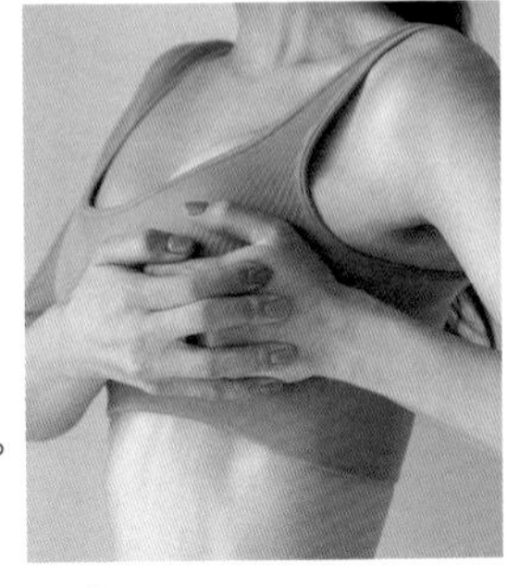

1

ケアする方の手を
バストサイドにセット。
その上にケアする方の
反対の手を添えながら
肩甲骨側からバストへ。

2

グーッと圧を掛けて
お肉をバストへ移動させていく
イメージで手を動かす。
左右行う。

Point

手を添えながら行うと
圧が掛けやすく、さら
に深呼吸をしながら行
うと効果アップ!

STEP 3 バージスラインを作る

Point

バストの丸みをイメー
ジし、手を移動させな
がらほぐしていく。

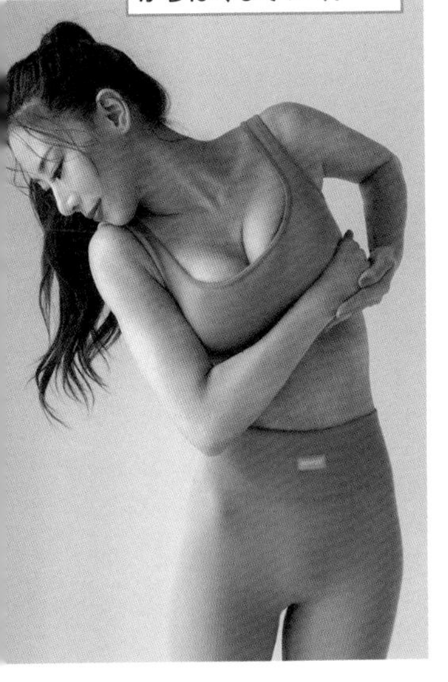

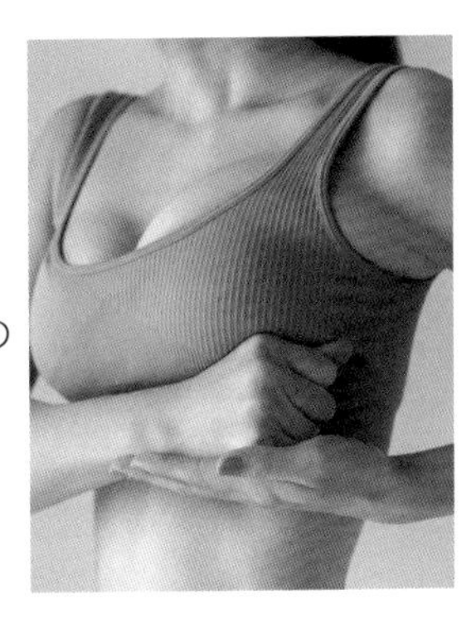

1

ほぐす方と反対の手をグーに
して、バージスラインにセット。
その上にほぐす方の手を
添えて、グッと圧を掛け、下乳の
バージスラインを作るように
上にすくい上げながら、
下乳のバージスラインの
丸みを作っていく。

2

圧を掛け、すくい上げた状態でほぐす。
バストが右なら左に体を曲げて
伸ばしていくと圧が掛けやすい。
左右行う。

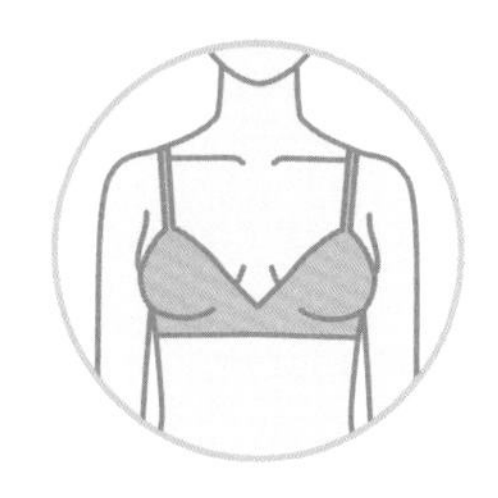

離れ

離れは深呼吸は絶対に行う。

STEP 1

バストの外側を壁ストレッチで作る

1

肘の内側を壁に押し当て
ケアする方の腕を真横に伸ばし、
反対側の手をバストサイドに
グッと押し当て、
脇肉をキャッチするようにセット。

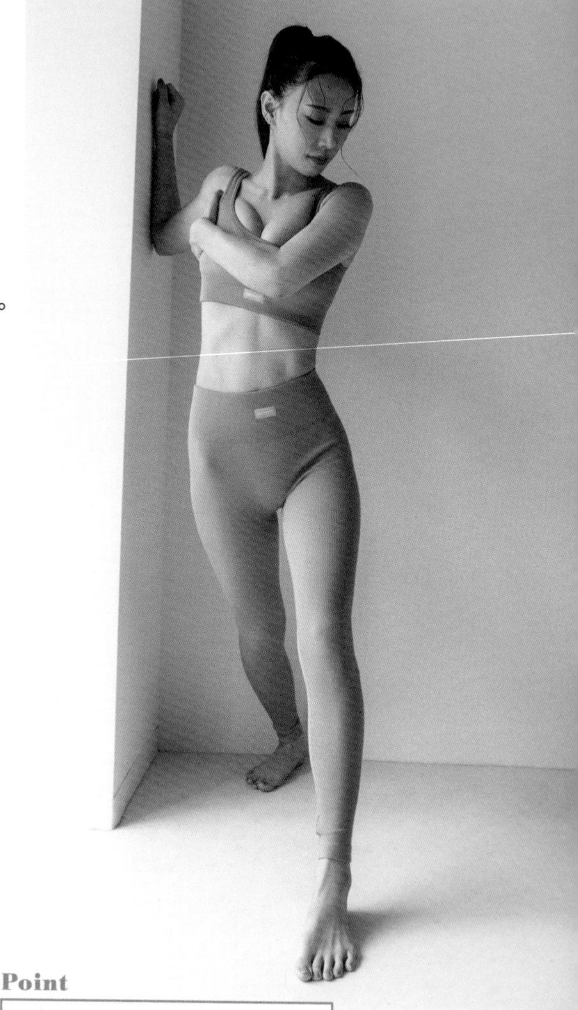

2

ゆっくり深呼吸をしながら
前脇を伸ばし、
肩甲骨側からお肉を移動させる
イメージでグッと圧を掛けていく。
左右行う。

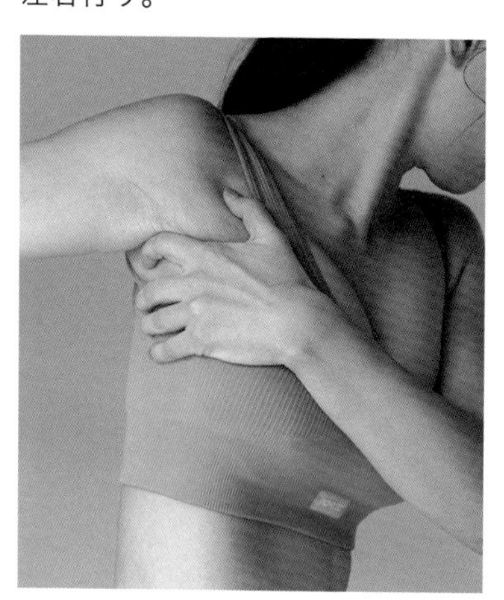

Point

圧を掛けるときは胸を張り、肩を後ろに引くようにすると効果的。

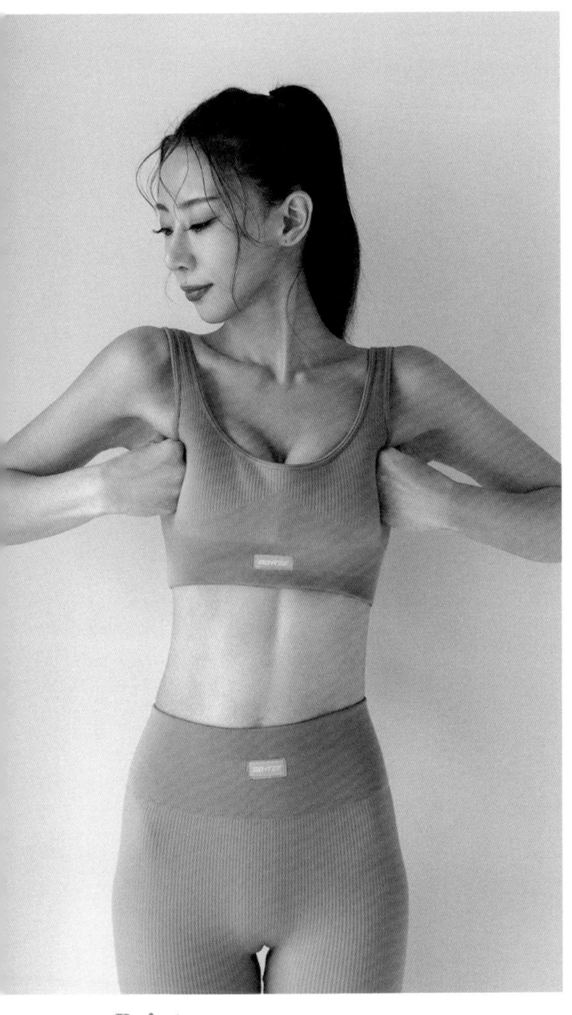

STEP 2

バストサイドが
くっきりする輪郭作り

1

両手をグーにして、バストサイドから
中心へ寄せ集めるようにセット。
中心へ向かって、バストサイドの
コリを引き剝がすように
グッと圧を掛けて、伸ばしほぐしていく。

2

寄せ集めるように固定したあと、
吐く呼吸をゆっくり行うと、
どんどん内側に圧が届きやすくなり、
輪郭がくっきりとして丸みが作れる。

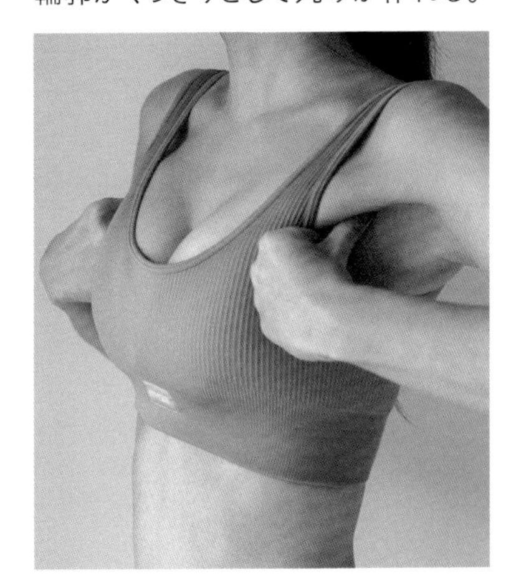

Point

バストの丸みをイメージして、手の位置を脇手前からブラジャーのアンダー部分へ移動しながら行っていく。

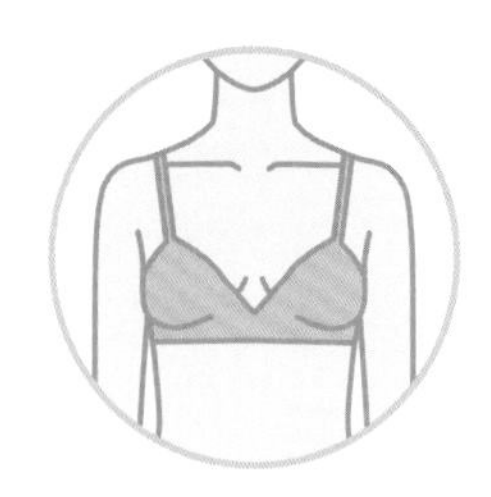

垂れ

バスト周りのコリを引き剥がすように、
しっかりリフトアップ。

STEP 1

バージスラインを リフトアップ

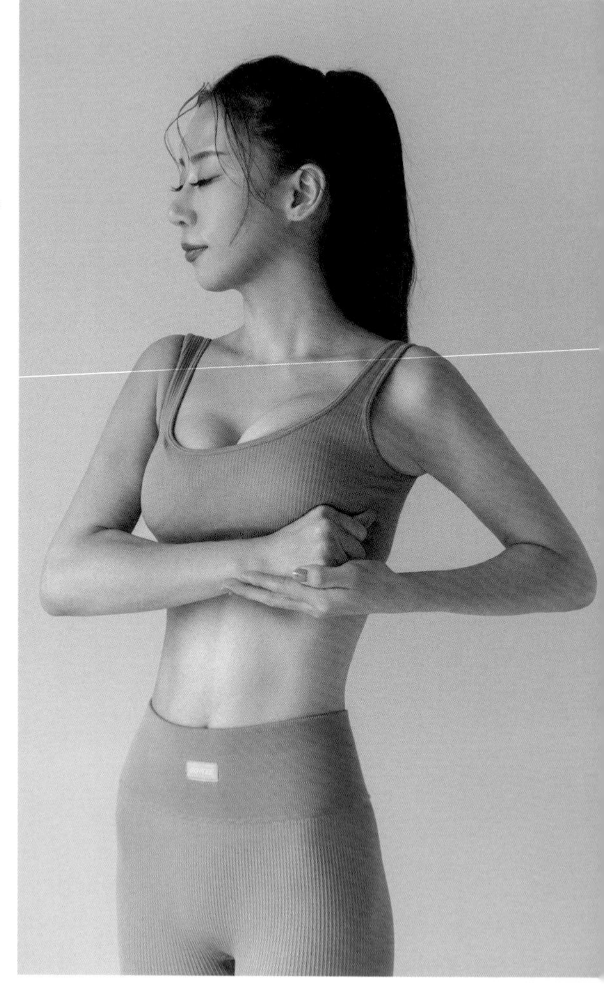

1

親指の側面を下乳の
バージスラインに押し当て、
すくい上げるようにセット。

Point

深呼吸をしながらやると
効果アップ。

2

鎖骨中心を目指して、
下から上にグッと圧を掛けたまま、
バストの位置を押し上げたまま
2～3回深呼吸をする。
左右行う。

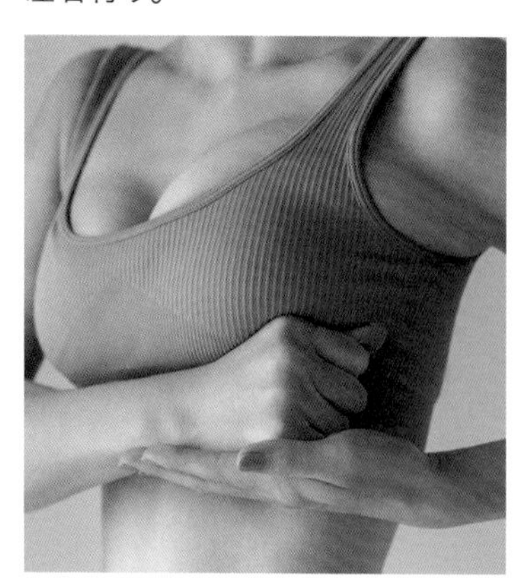

STEP 2

バストの外側の広がりをコンパクトに

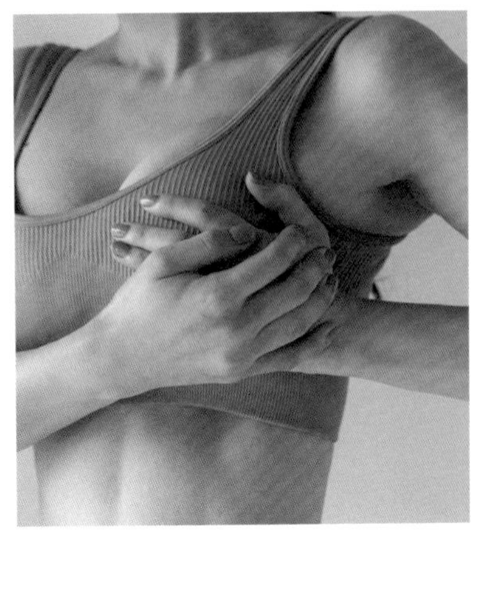

1

ケアする方と同じ方の手根を
バストサイドにセット。

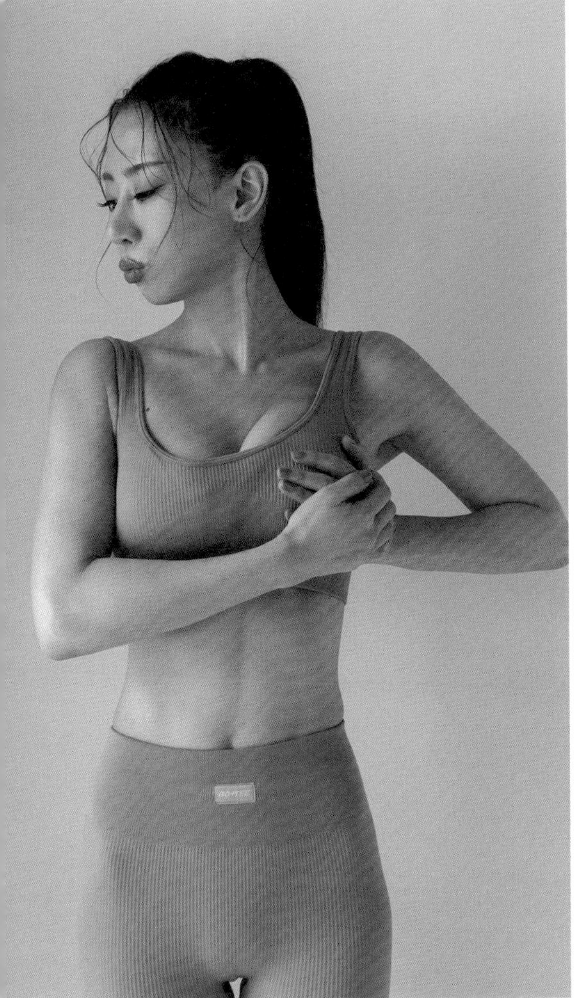

2

バストを手で包み込み、
鎖骨中心を目指し引き上げて
固定しながら深呼吸と共に、
ゆっくり腕を後ろへ回し
引き剥がすイメージをしながら動かす。
左右行う。

Point

猫背にならないように、胸を張りながら行うと効果アップ。

Point

肩を下げるようにする。

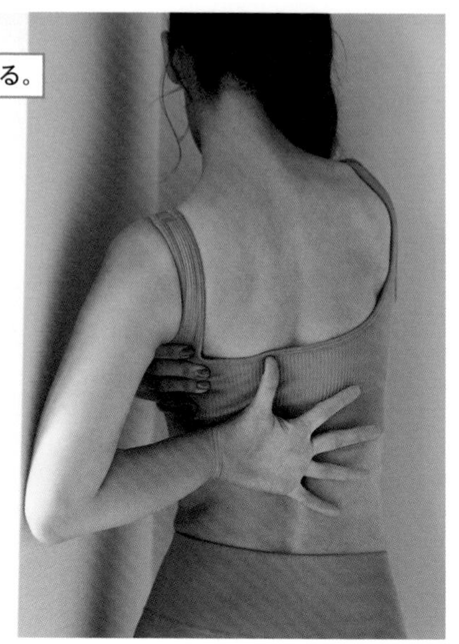

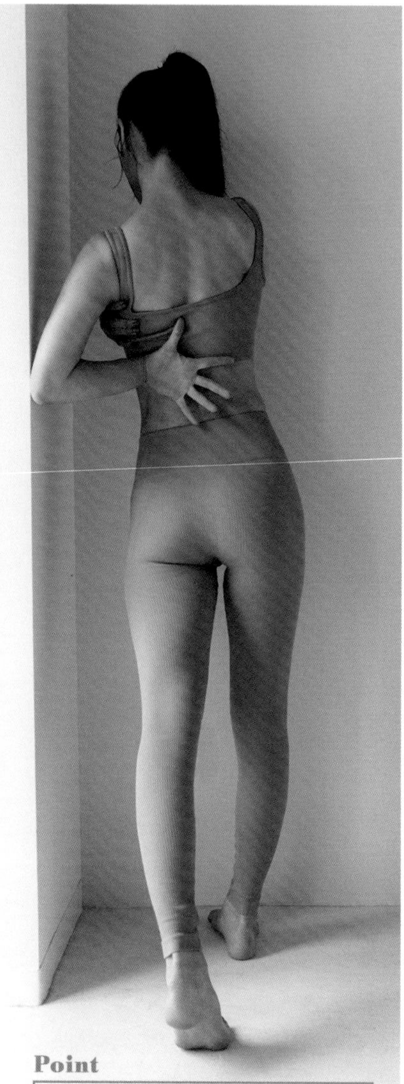

Point

深呼吸は「はー」と息を吐きながら
伸ばしていくと効果アップ。

STEP 3

垂れ防止＆
巻き肩・猫背対策
(壁ストレッチ×ケア)

1

ケアする方の腕を背中に回し、
腕の付け根を壁の角に
肩を下げるよう押し当てる。

2

反対側の手を肩甲骨下に届くよう
バストサイドにセットし、
脇肉をしっかり指先でキャッチ。
深呼吸しながら圧を掛け、
バスト中心へお肉を移動させていく
イメージでスライドしていく。
左右行う。

プラス
＋左右差がある人

バストの外側の広がりをコンパクトに
【垂れる】の STEP 2 のケアを取り入れましょう。

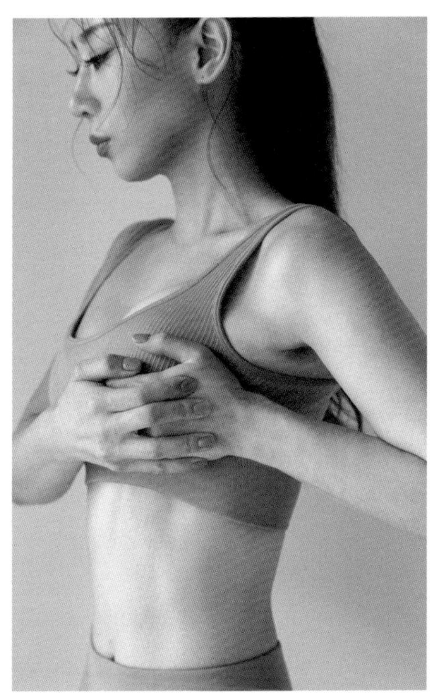

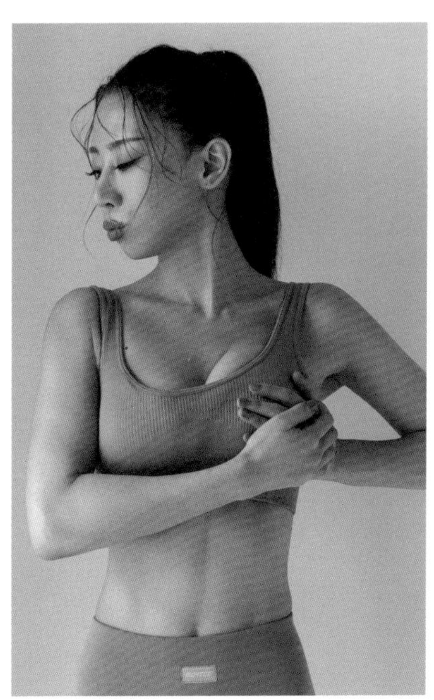

【小さいバストを4、大きいバストを1】の比率で、
小さいバストの方をゆっくり多めに行ってみましょう。
圧を掛けたまま深呼吸を取り入れると効果アップ。

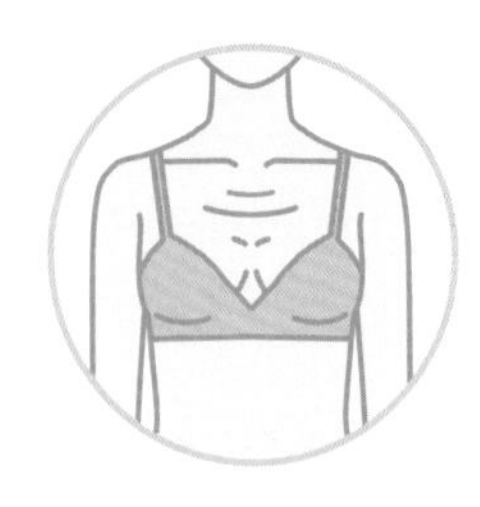

デコルテ削げ

デコルテはコリ固まっている人が多いので、
ゆっくりじわじわ中のコリをほぐして、バストの
ボリュームが集まりやすい環境作りをしましょう。

STEP 1

デコルテの削げ改善（鎖骨下ケア）

1

ケアする方と反対の手を
猫の手にして
鎖骨下にセット。

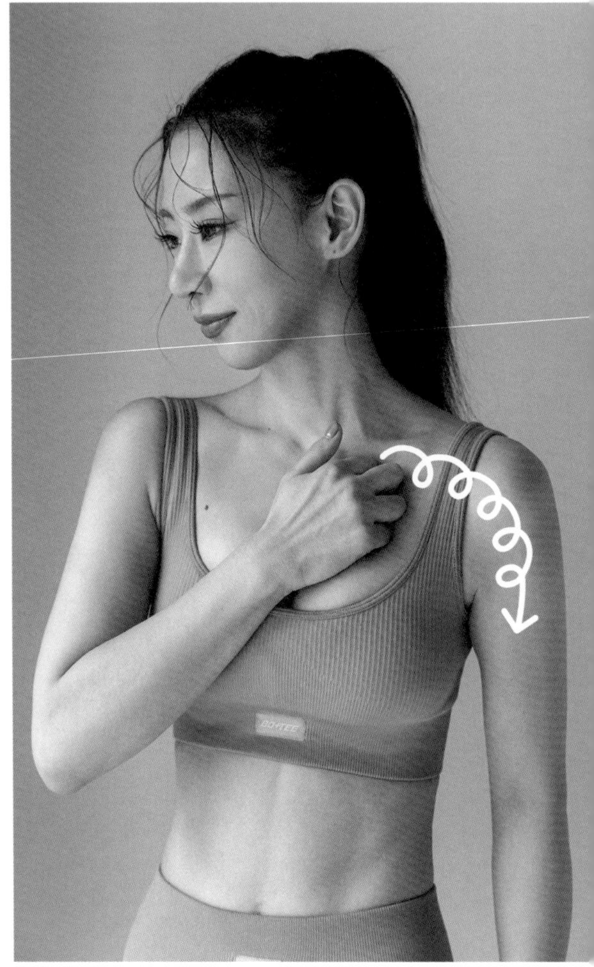

2

内側に圧が届くように、
第一関節でゆっくりジワジワと
鎖骨下から脇手前まで
回してほぐしていく。
左右行う。

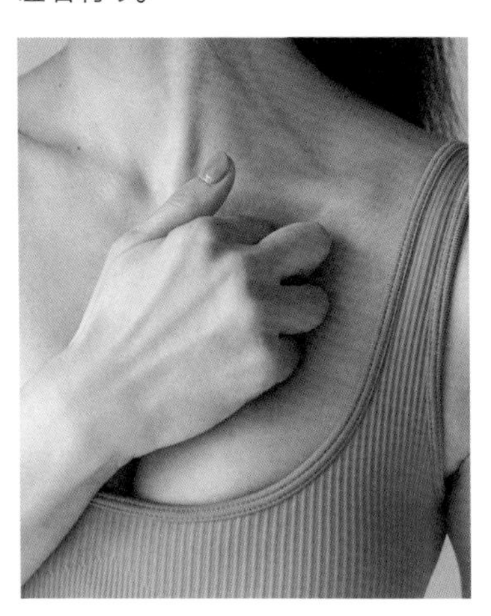

STEP 2

デコルテの削げ改善&谷間作り

1

手をグーにして、
両脇手前にセット。

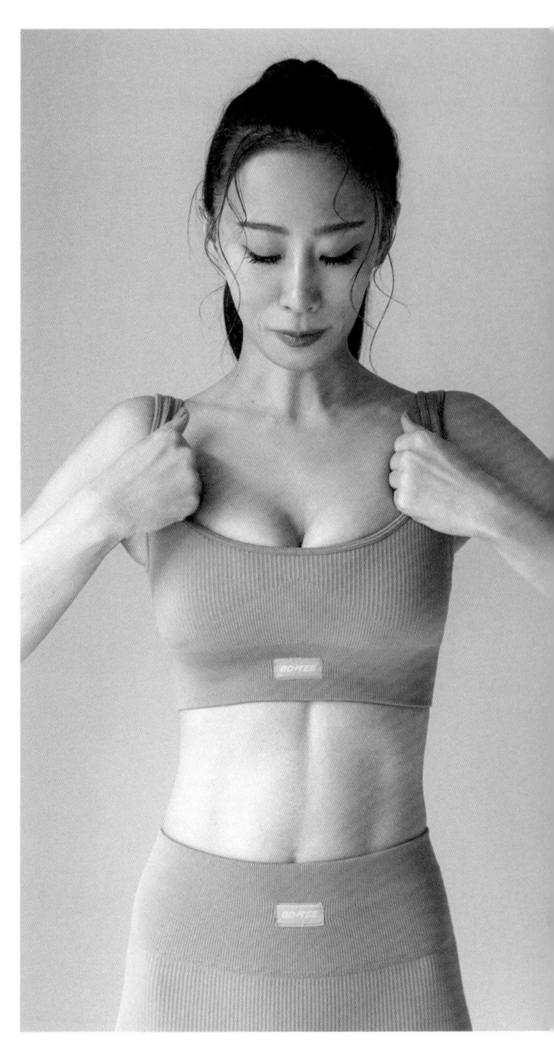

2

谷間を作れるように寄せ集め、
10秒固定したまま
深呼吸の吐くタイミングで
ゆっくり時間をかけて、
内側に圧を届けほぐしていく。

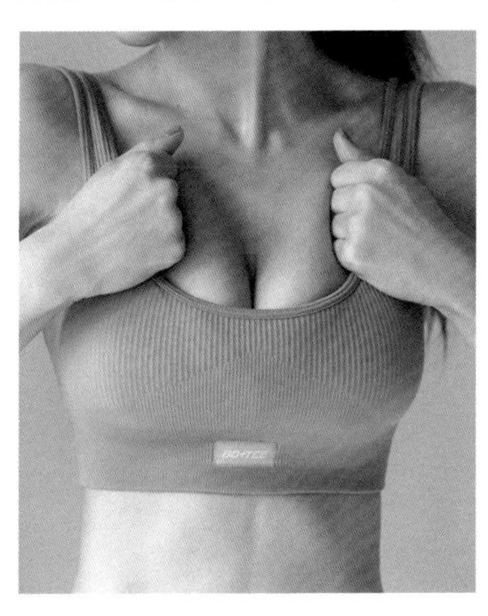

STEP 3

デコルテに
ボリューム＆谷間作り

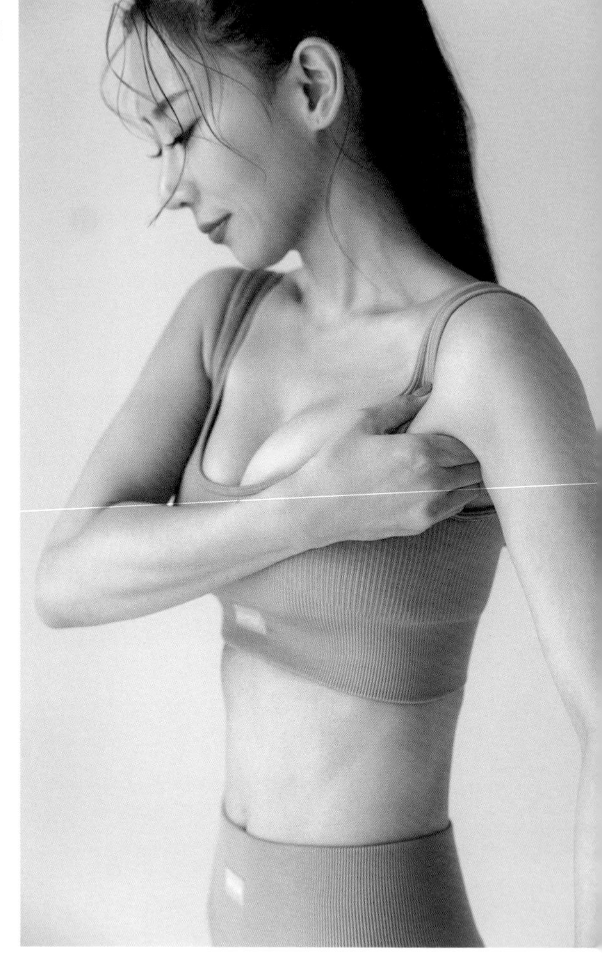

1

脇手前を指先で掴み、
筋膜剥がしをする。

2

指先で掴んだまま中心へ回し、
コリから引き剥がし、
徐々にバスト中心へ移動していく。

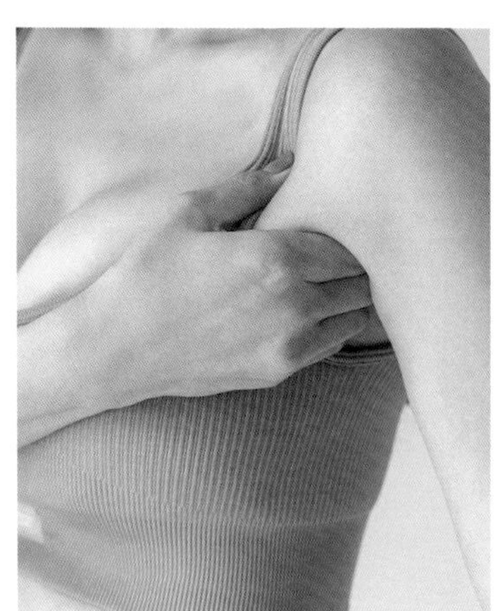

＋（プラス）左右差がある人

デコルテの削げ改善・谷間＆ボリューム作り

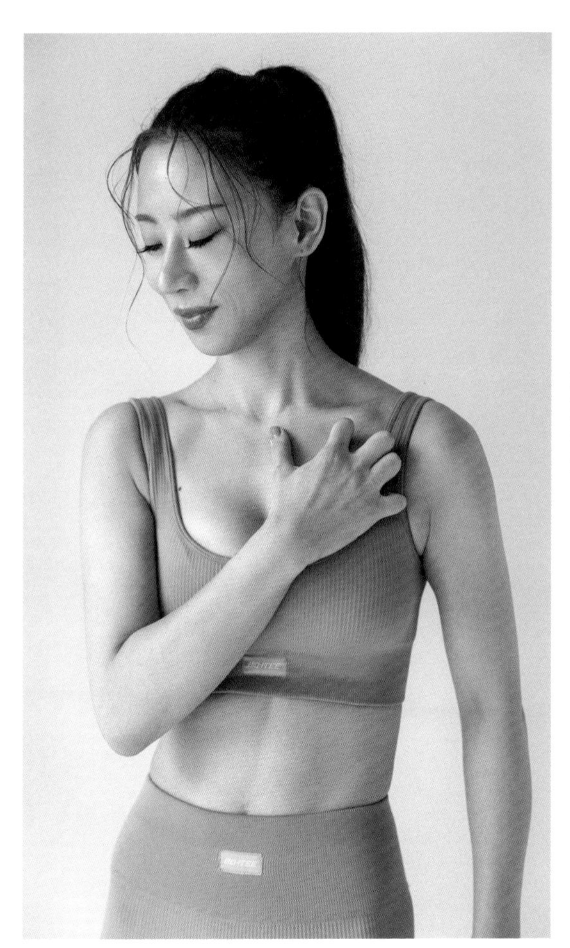

STEP 1 〜 STEP 3 の
デコルテケアを
【小さいバスト3、
大きいバスト1】の比率で
小さいバストを
ゆっくり動かし
多くケアしましょう。

Point

圧を掛けたまま深い深呼吸をすることで、圧が内側に届き効果アップ。

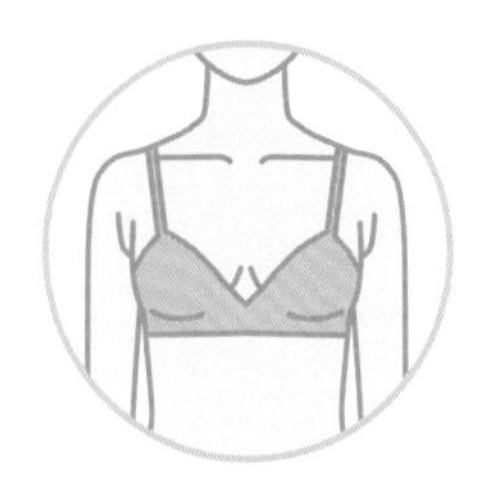

脇肉

腕、脇が凝り固まり、リンパ節が
詰まりやすくなることを防止。バストのお肉の
逃げ防止＆ボリューム作りをしましょう。

Point

手を移動させながら、脇から前
脇を押し伸ばすようにほぐす。

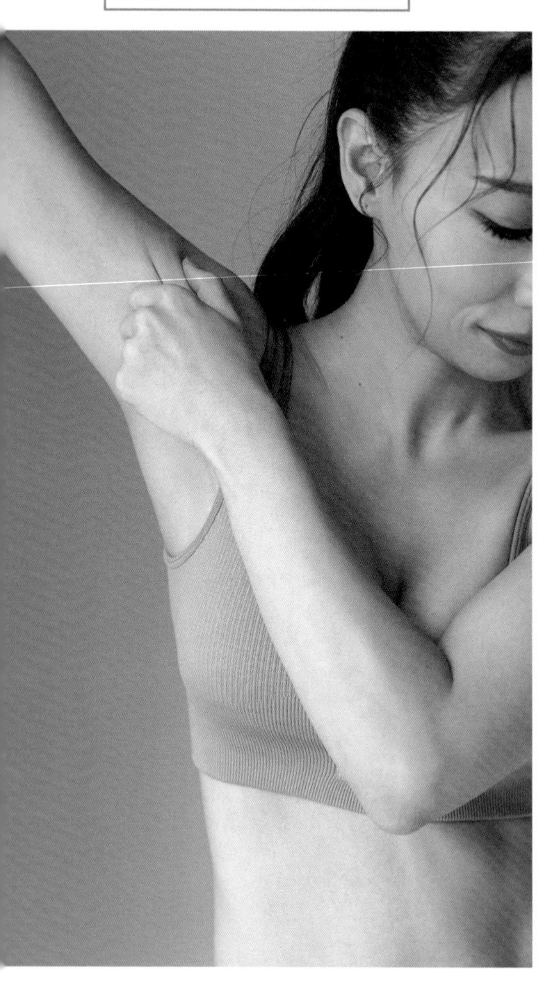

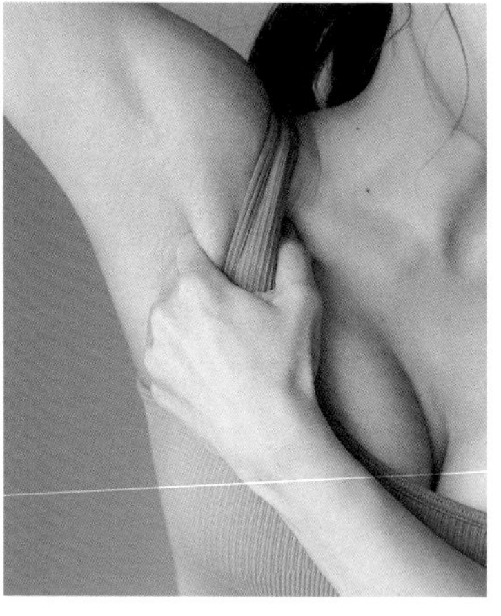

STEP 1

脇肉をスッキリ
バストの輪郭をくっきり

1

ケアする腕を上げ、
反対の手をグーにし
中に圧が届くよう押します。

2

前脇部分のコリをほぐし
脇からバストに向かってかき集める
イメージでグーの手を5回
ゆっくり動かします。

STEP 2

脇肉スッキリ
バストをふわっとボリューム作り

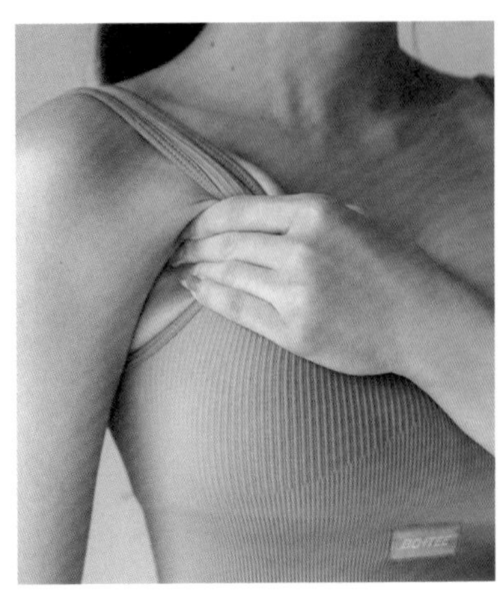

1

ケアするバストの腕を下げて脱力させ
前脇に４本指を入れて
親指で挟みます。

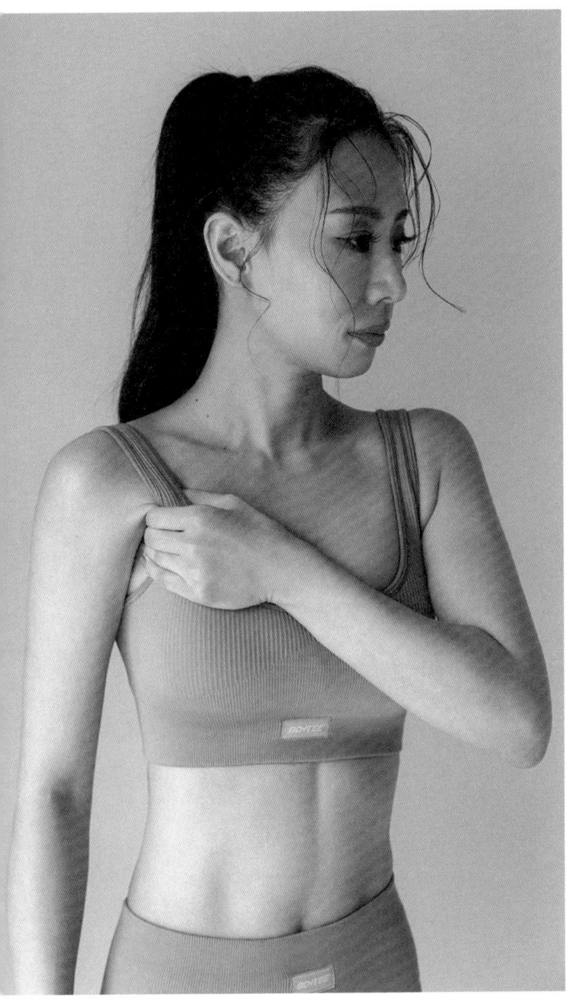

2

挟んだままバストを
中心に向かって
ゆっくり引き上げるように回し、
親指の位置だけをバスト中心へ
移動させてさらに回して
引き剝がしていく。

Point

手を移動させながら、脇を
まんべんなくほぐす。

美バストと華奢さをゲット

バストを育てるために、コリで上がった肩をほぐし解放させ
同時にバストが美しく見える華奢さを作ります。

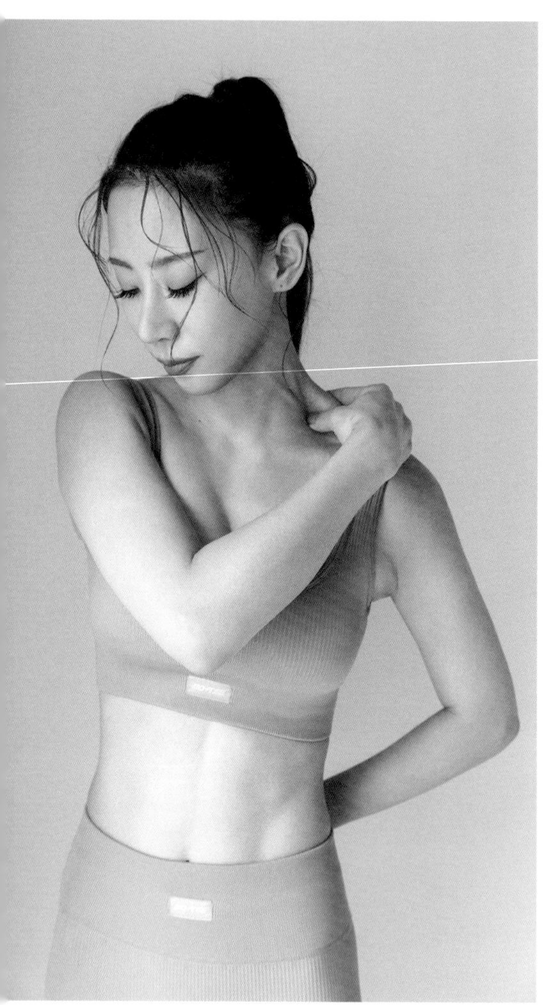

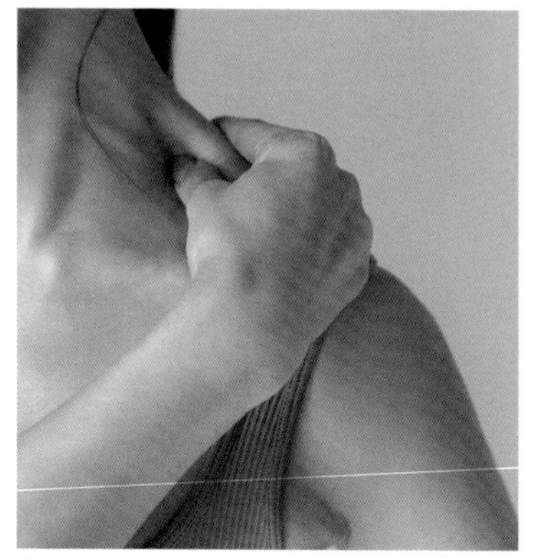

STEP 1

肩はスッキリ
鎖骨はくっきり

1

ほぐしたい方の首と
肩の付け根部分を四指と親指で
ガシッと掴みセット。

2

手を移動させながら、
まんべんなくほぐしていく。
左右行う。

Point

鎖骨側は親指をグッと
押し入れるように。

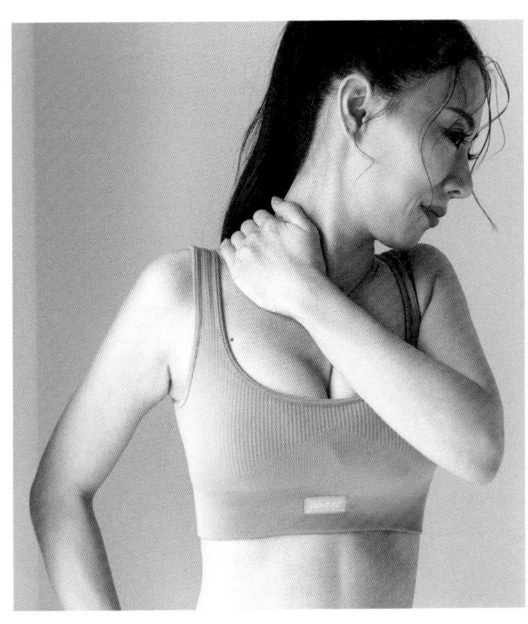

STEP 2

首を華奢に長く

1

ほぐしたい方と反対の手を
首と肩の付け根にセット。

Point

ゆっくり深呼吸を忘れずに。

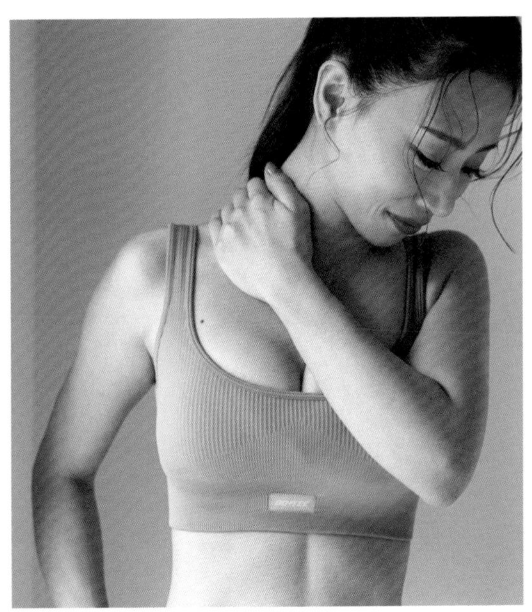

2

首と肩の付け根に手を置き
押し下げるようにセットしたまま
頭を横に傾ける、下を向くを
繰り返し、仕切り直しながら
ゆっくり伸ばす。左右行う。

部位別の対処法

部位別ケアは日々の疲れが溜まりやすい部位なので、バストを育てメリハリに必要な華奢さを作るために根底をベースとして大切なケアになります。

二の腕

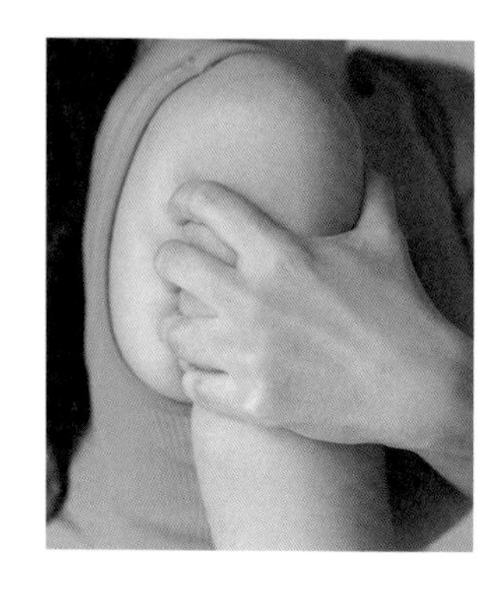

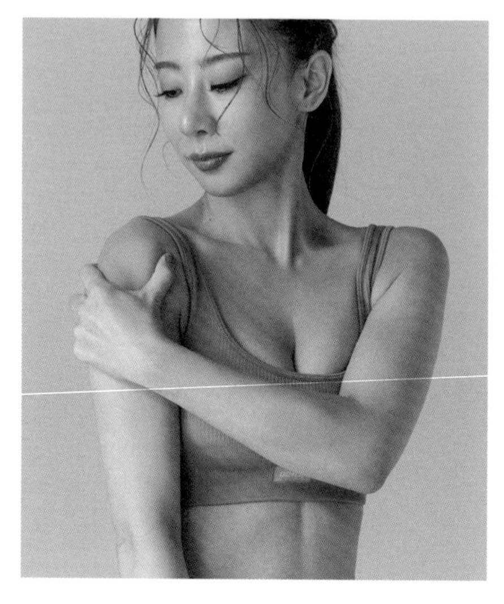

1

ほぐしたい方の腕と反対の手で二の腕全体をもみほぐす。

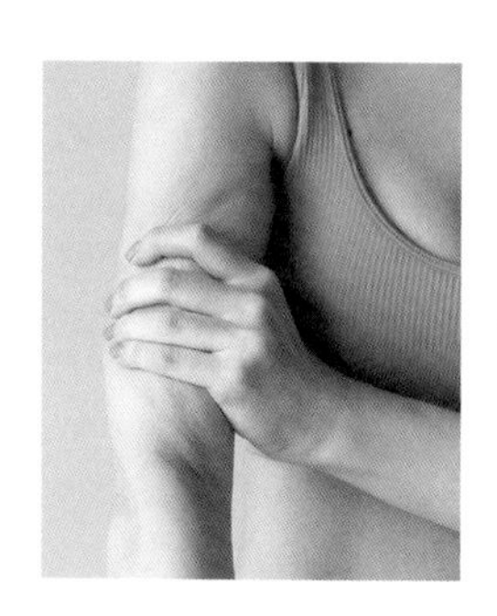

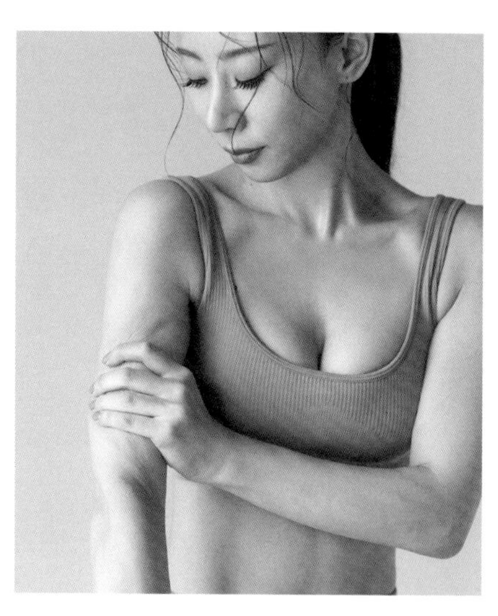

2

全体をもみほぐしたあとは筋肉を意識しながら、中を捻りほぐす。左右行う。

首・肩こり

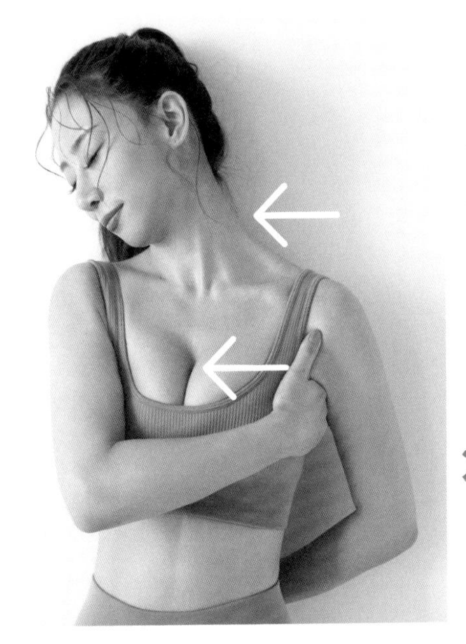

1

ケアする方の腕を後ろにセット。
反対の手でバストサイドから
バスト中心へ寄せ集めたまま
首を横に傾けて
ゆっくりジワジワ伸ばしていく。

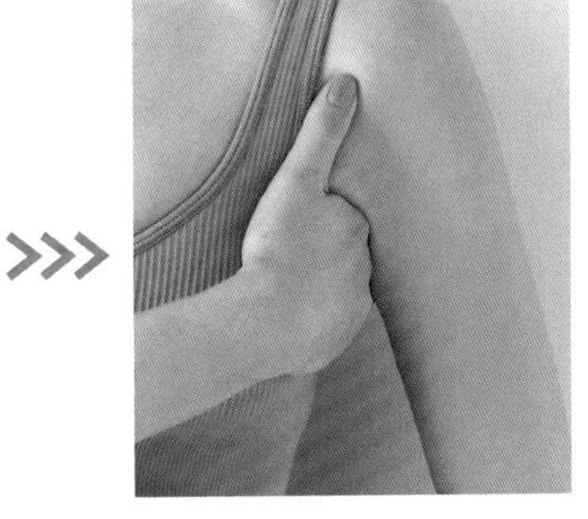

伸ばしたい方の腕をうしろに、
反対の手をバストサイドにセット。

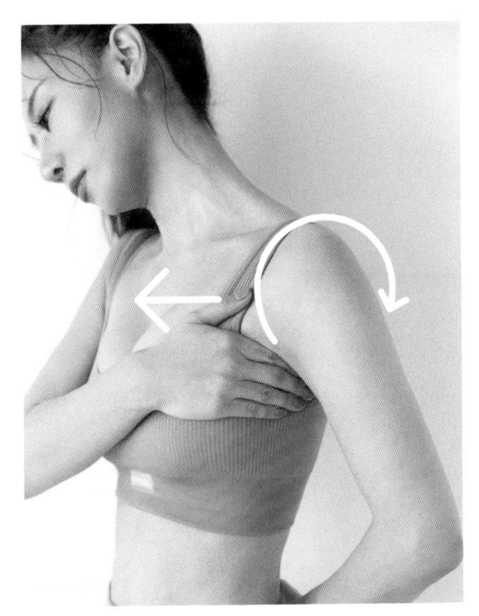

2

バストは寄せ集め
首は傾け伸ばしたまま
後ろに回している肩を
ゆっくり後ろ回しする。

お腹

Point

ゆっくり深呼吸をしながら
すると効果アップ！

START

1

おへその周りのツボをプッシュ。
へその下からスタートして、
円を描くように
ゆっくり内側にアプローチ。

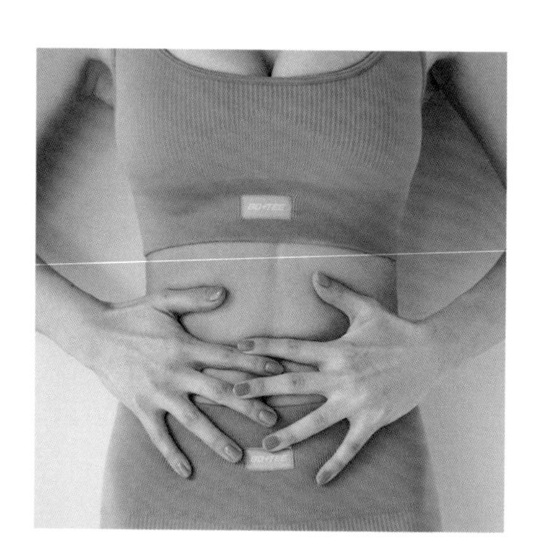

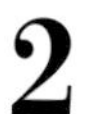

両手のひらでお腹全体を
ゆっくり右、左と
大きく円を描くように
回してほぐしていく。

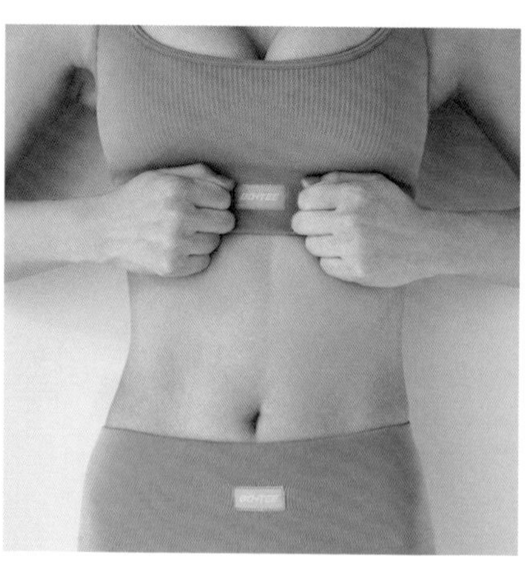

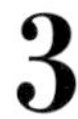

両手をグーにして、
みぞおちにセット。**2**と同様、
大きく円を描きながら
右回り、左回りと、
ゆっくりほぐし緩めていく。

肩甲骨

Check!

腕を上に上げ、肩甲骨のポジションと横幅を確認

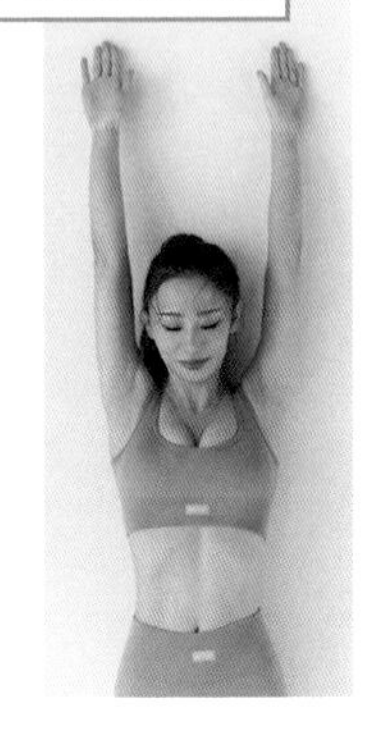

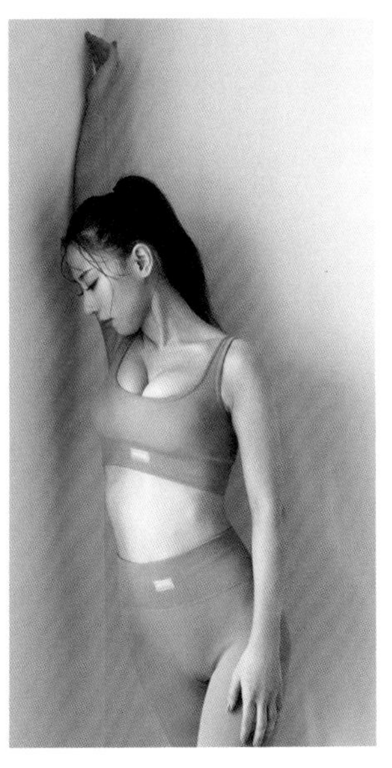

1

伸ばしたい方の腕を上げ、
壁に押し当てセット。
壁側の脚を後ろに引く。

肩を後ろに引きながら肩甲骨、脇、脇腹までしっかり伸ばしていく。ゆっくり深呼吸を忘れずに。

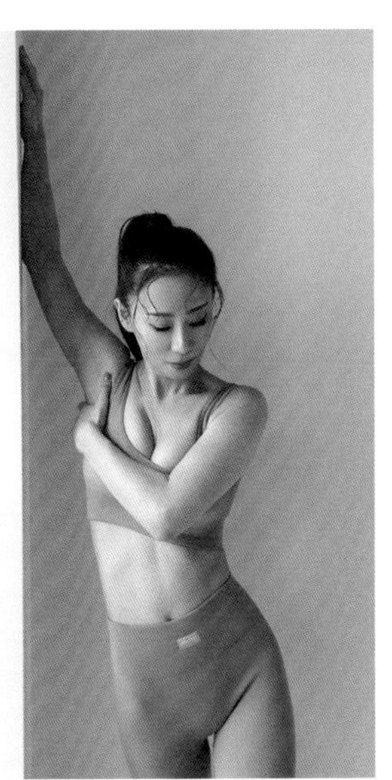

2

伸ばしたい方の腕を横にして
壁に押し当て、
反対の手はバストサイドにセット。
壁側の脚は後ろに引く。

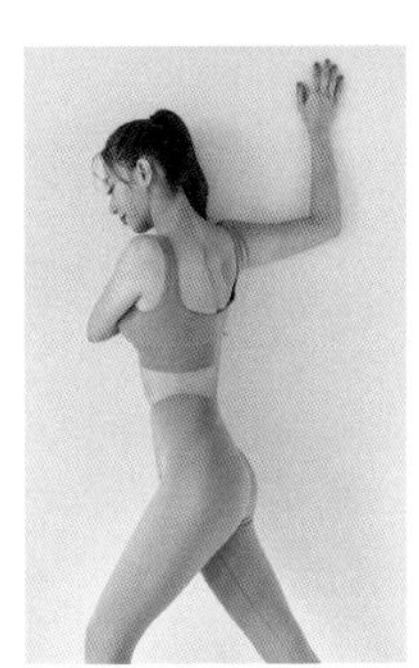

肩を後ろに引き、バストと胴体を引き剥がすように肩甲骨、脇、脇腹まで伸ばしていく。ゆっくり深呼吸を忘れずに。

1、**2** を左右行う。

女性にとってバストは

「一生関わる大事なパートナーで宝物です」

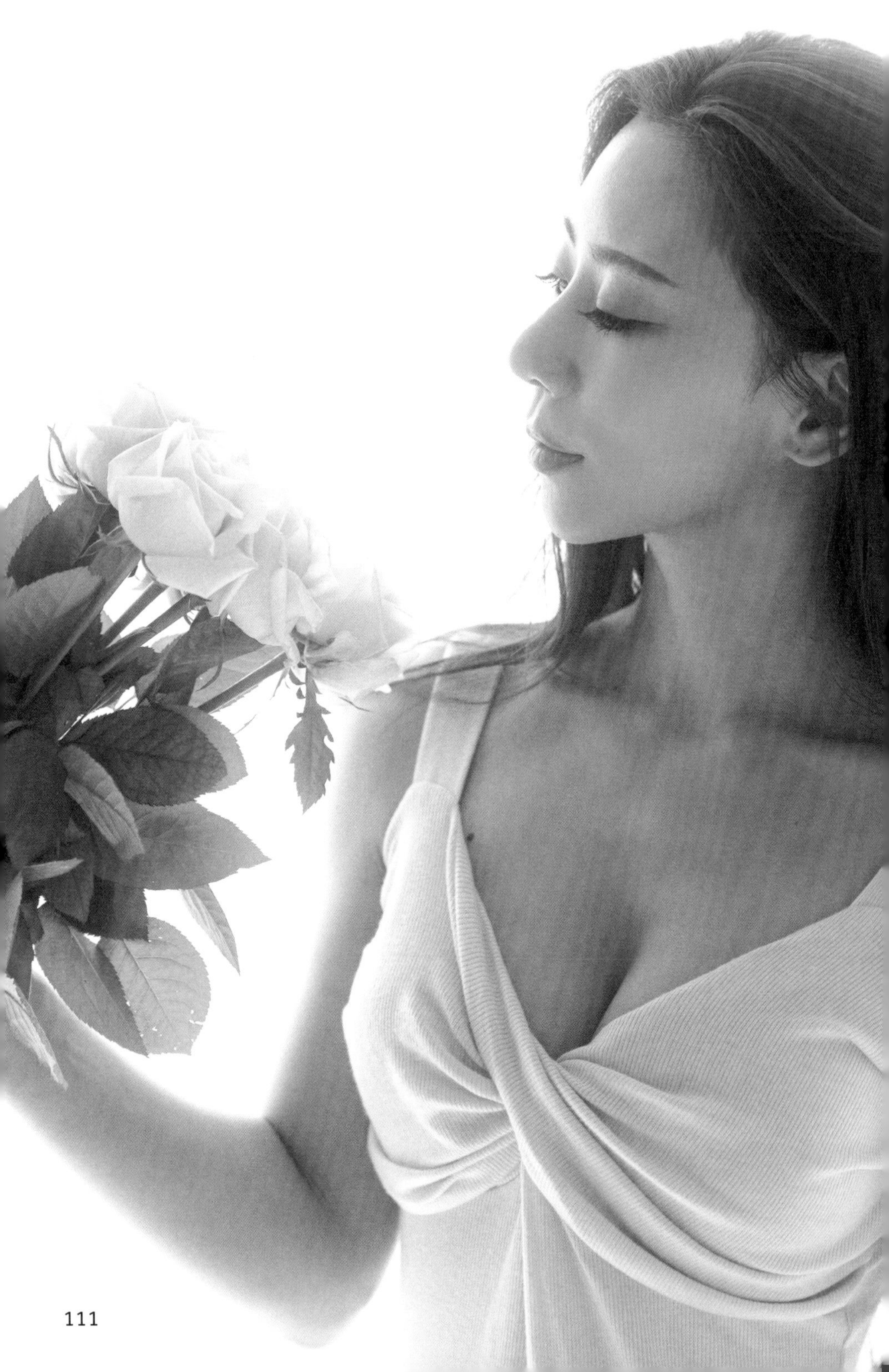

YVESJU

田家麻生プロデュース。ノンワイヤーでありながら“圧倒的なサポート力”を兼ね備え、
美しい谷間メイクまでもかなえる特許取得ランジェリーブランド。

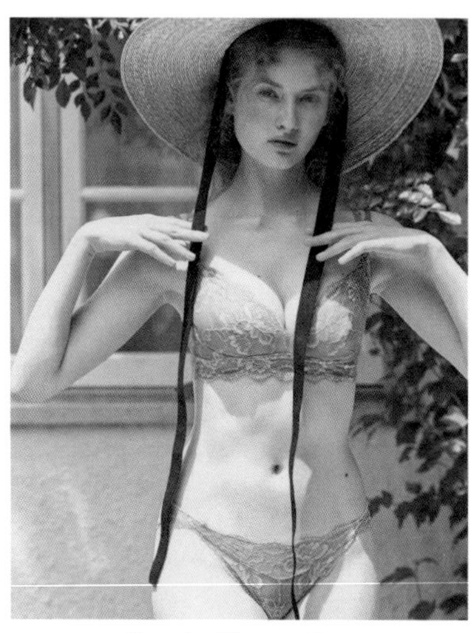

Bra & Shorts Set

バージスラインに厚みを付けた生地をバストの引き上げ機能に組み込むことで、ホールド感が強化され寄せ上げることが可能。SM、MLの2サイズで発売。

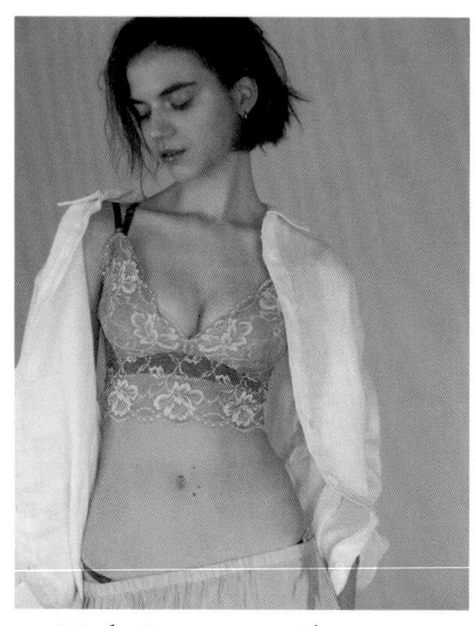

Night Brassiere & Shorts Set

ナイトブラは日中用ブラジャーに比べて脇高設計でホールド力を強化。寝ている時に横流れや逃げにくい設計に。

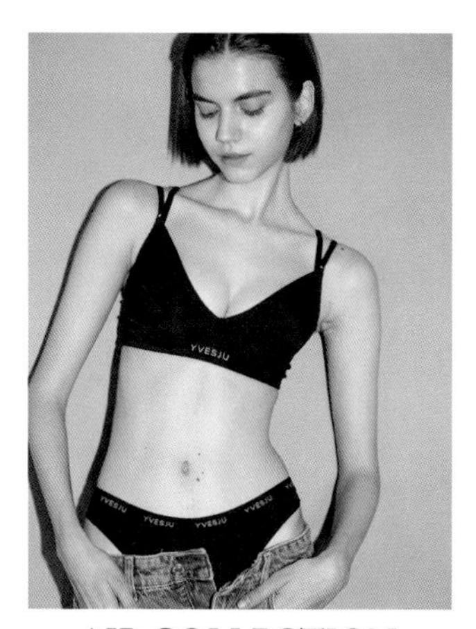

AIR COLLECTION

カジュアルなデザインでバストをメイクアップ。機能性はそのままに、より快適さを追求し洗練されたデザインに。 滑らかな素材のフィット感で快適な着心地を追求。

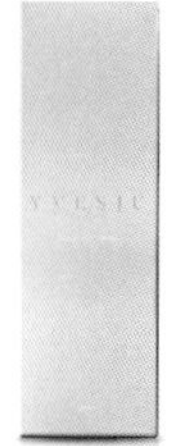

Soap for Lingerie

中性タイプで繊維にも優しい処方の下着用洗剤。浸け置いて数回すすぐだけで、面倒なもみ洗いが不要。洗濯時にローズの香りがふわっと優しく広がる。

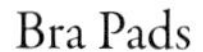

Bra Pads

より胸を盛りたい！ レースの透け・浮き出が気になる！という方にオススメなカバーパッド。ブラジャー備え付けパッドとの間に入れて使用可能。

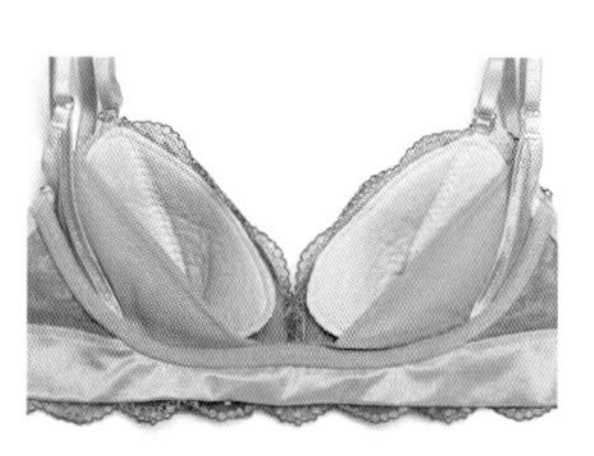

YVESJU SALON

田家麻生がプロデュースする美容サロン。14年間オールハンドの全身ケアで悩みを解決するために研究、分析してきたことを基に生み出された究極のバストアップケアを体験できる。YVESJUのブラジャーも購入可能。

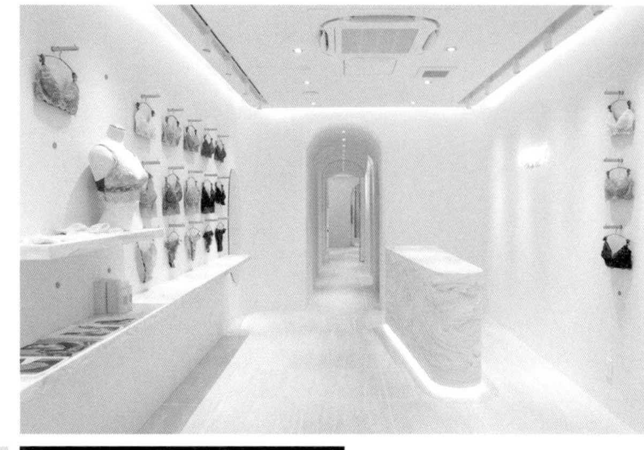

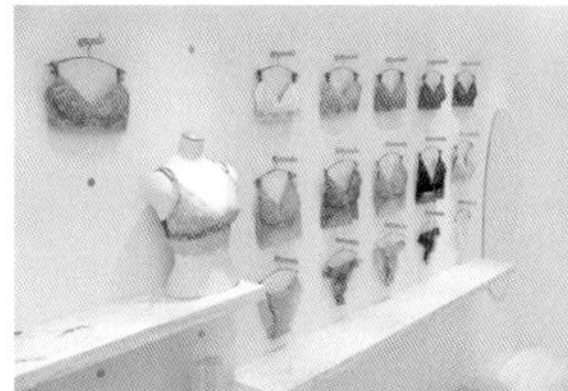

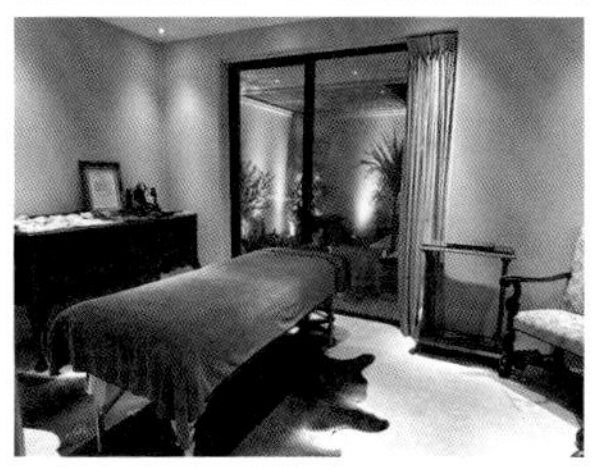

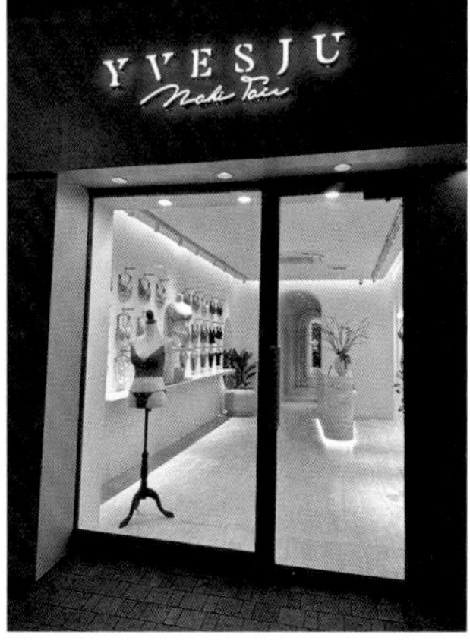

営業時間：11:00 ～ 21:00
（※完全予約制のため営業時間に変動あり）
定休日：不定休
住所：〒150-0001
東京都渋谷区神宮前4-9-2
N-1 court 1F
TEL：03-6434-0889
決済方法：現金・クレジット
メール：info@yvesjubilee.com

YVESJU CLINIC

田家麻生がプロデュースする美容サロン。美肌治療をメインとしたメニューをご提供。

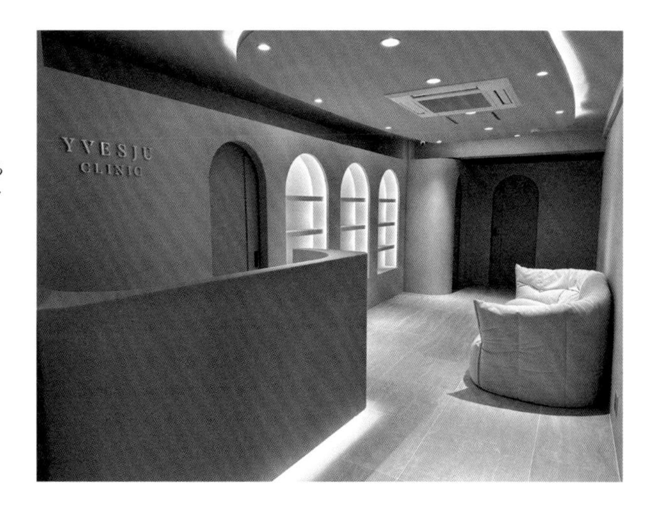

〒150-0001
東京都渋谷区神宮前4-9-1
神宮前AKビル202
TEL：03-6910-5185

メイクアップバスト協会理事長 田家麻生

インタビュー

私は小学生のときから肩こりがひどくて、マッサージに通っていたんです。どうにか改善したいと思い、そこからボディケアの研究を始めました。そして、大人になってからは美容に興味があったので美容師に。生活リズムの変動とバランスが取れず半年で10キロも太ってしまったんです。太ったらバストもアップすると世の中では言われてますが、私のバストは少しも増えなくて、顔や太ももばかりに付いてしまいました。自分のカラダの変化に焦りと驚き、悲しさを感じる中、世の中で言われていることが当てはまらない人もいるという現実を突きつけられました。

どうにかその現状を打破したく、小学生の頃から積み重ねてきた知識をさらに深めた結果、痩せながらも女性らしいメリハリのあるバストを手に入れることに成功したので、女性の悩みを改善し、味方でいられるようなバストに特化したサロンを開くことにしました。

サロンを開いてからは、私と同じような悩みを抱えた人が必ずいると思いながらビラを配ったり、宣伝をしたり地道に活動をし、口コミでたくさんのお客様がいらっしゃるように。そして、「自分のバストも変化できるんだ！」と自己肯定感がアップするような空間を作りたくて、ブラジャーの販売もできるバストケアサロンを作りました。

ブラジャーを開発した理由は、サイズが合っていなかったり、正しく着けられていないお客様が多いと感じたから。楽だけど谷間ができるブラジャーを作りたいと試行錯誤しながら、2年半かけて開発しました。ノンワイヤーにしたのは、呼吸がしやすく着け心地も楽、そしてカラダにフィットし、ズレづらくしたかったからです。ブラジャーのストラップを2本にしたんですが、バストのことを考えると2本にするのが最適なんです。肩への負担が分散されて、重さが軽減されます。今は百貨店などでポップアップをさせていただいて、ブラジャーの正しい着け方やバストの悩み別での取り扱いケアなどを体感していただくチャンスを作っています。

また、バストクリームや肌が潤うキャミソール、塗ると痩せやすくなる痩身クリームなども開発中です。バストケアの技術を広めるためにスクールを開講したり、エステ・整体、矯正の技術では解決できなかったことを解決するために美容医療のクリニックをオープンいたします。

これからも自立した女性の後押しになるような活動をしていきます。

バストの悩みはすべて私にお任せください！

監修

小関 淳　日本大学病院 乳腺・内分泌外科 外来医長・病棟医長・助教／
医療法人 LEADING GIRLS 女性医療クリニック LUNA
横浜元町 乳腺外科
［乳腺分野（Chapter 1、2）］

森 裕紀子　北里研究所病院 漢方鍼灸治療センター 副部長
［東洋医学分野（Chapter 3）］

北山大祐　きたやま胃腸肛門クリニック 院長
［胃腸分野（Chapter 3）］

鬼沢 正道　医療法人社団賢叡会 APOLLO BEAUTY CLINIC 院長
［皮膚分野・西洋医学分野（Chapter 2、3）］

八角卓克　日本プロパーソナルトレーニング指導者協会 理事
［筋肉・骨格・ホルモン・リンパ・神経（Chapter 1、2、3）］

参考文献

『新版 からだのしくみカラー事典』　垣内義亨監修　主婦の友社

『オトナ女子のためのおっぱいケア手帖』
北村珠希著　イマジカインフォス

『プロパーソナルトレーナー BODYMAKE 検定２級・３級対策テキスト』
岡田隆著　主婦の友社

『ココロとカラダの不調を改善する やさしい東洋医学』
伊藤隆、木村容子、蛯子慶三監修　ナツメ社

『オールカラー版 基本としくみがよくわかる東洋医学の 教科書』
平馬直樹、浅川要、辰巳洋監修　ナツメ社

『50 歳からの自律神経を整える生き方』　小林弘幸著　扶桑社

『専門医が治す！自律神経失調症』　久保木富房監修　高橋書店

『増補改訂版　薬膳・漢方検定公式テキスト』
薬日本堂監修　実業之日本社

『女性のパワーと魅力は女性ホルモンで決まる』
石塚文平著　主婦の友社

索　引

あ

か

さ

Staff
撮影／217…NINA
ヘア＆メイク／Chika Ueno
テキスト／植田晴美、金田敬子
装丁・デザイン／小田有希
イラスト／小林孝文（AZZURRO）
編集／結城怜子
校正／東京出版サービスセンター

Profile

田家麻生 たいえ・まき

メイクアップバスト協会理事長。都内で美容サロン「YVESJU SALON（イヴジュサロン）」を経営。14年間オールハンドのみの施術にこだわり続け、マシュマロバストに導く独自の方法論を開発。その効果が口コミで広がり、モデルや女優、アナウンサーなど、幅広い職業の女性に支持を受けている。ノンワイヤーの特許取得ランジェリーブランド「YVESJU」を開発し2023年12月に表参道で店舗出店。

メイクアップバスト協会（☎03-6434-7992）
Blog：https://ameblo.jp/taie-maki/
Instagram：maki.taie

メイクアップバスト協会（きょうかい）公式（こうしき）テキスト

2024年5月31日　第1刷発行

著　者　田家麻生（たいえまき）
発行者　廣島順二
発行所　株式会社イマジカインフォス
〒101-0052　東京都千代田区神田小川町3-3
電話 03-3294-3136（編集）
発売元　株式会社主婦の友社
〒141-0021　東京都品川区上大崎3-1-1 目黒セントラルスクエア
電話 049-259-1236（販売）
印刷所　大日本印刷株式会社

ISBN978-4-07-455539-0

■本書の内容に関するお問い合わせは、
イマジカインフォス企画制作本部（電話 03-3294-3136）まで。
■乱丁本、落丁本はおとりかえいたします。
主婦の友社（電話 049-259-1236）にご連絡ください。
■イマジカインフォスが発行する書籍・ムックのご注文は、
お近くの書店か主婦の友社コールセンター（電話 0120-916-892）まで。
※お問い合わせ受付時間　月～金（祝日を除く）10:00～16:00

イマジカインフォスホームページ　https://www.infos.inc/
主婦の友社ホームページ　https://shufunotomo.co.jp/